TRAITEMENT

DE LA

PARALYSIE GÉNÉRALE

PROGRESSIVE

— PRIX CIVRIEUX —

Par le Dr LAGARDELLE

LAURÉAT DE L'ACADÉMIE NATIONALE DE MÉDECINE, DE LA SOCIÉTÉ MÉDICO-PSYCHOLOGIQUE, DE LA SOCIÉTÉ MÉDICALE D'ANVERS (BELGIQUE), MEMBRE DE LA SOCIÉTÉ DES ARCHIVISTES DE FRANCE, DE LA SOCIÉTÉ DE MÉDECINE LÉGALE, DE LA SOCIÉTÉ MÉDICO-CHIRURGICALE DE BORDEAUX, DE LA SOCIÉTÉ DE MÉDECINE DE MARSEILLE ETC.

Médecin en chef de l'Asile d'aliénés de Marseille

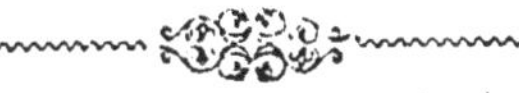

DRAGUIGNAN
GIMBERT FILS, GIRAUD ET Cie
IMPRIMEURS
Place Claude Gay, 1

PARIS
J. BAZIRE
LIBRAIRE
43, boulevard Malesherbes

1878

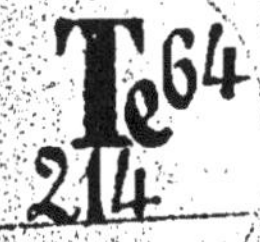

TRAITEMENT

DE LA

PARALYSIE GÉNÉRALE PROGRESSIVE

TRAITEMENT

DE LA

PARALYSIE GÉNÉRALE

PROGRESSIVE

— PRIX CIVRIEUX —

Par le Dr LAGARDELLE

LAURÉAT DE L'ACADÉMIE NATIONALE DE MÉDECINE, DE LA SOCIÉTÉ MÉDICO-PSYCHOLOGIQUE, DE LA SOCIÉTÉ MÉDICALE D'ANVERS (BELGIQUE), MEMBRE DE LA SOCIÉTÉ DES ARCHIVISTES DE FRANCE, DE LA SOCIÉTÉ DE MÉDECINE LÉGALE, DE LA SOCIÉTÉ MÉDICO-CHIRURGICALE DE BORDEAUX, DE LA SOCIÉTÉ DE MÉDECINE DE MARSEILLE ETC.

Médecin en chef de l'Asile d'aliénés de Marseille

DRAGUIGNAN
GIMBERT FILS, GIRAUD ET Cie
IMPRIMEURS
Place Claude Gay, 4

PARIS
J. BAZIRE
LIBRAIRE
43, boulevard Malesherbes

1878

ACADÉMIE DE MÉDECINE

CONCOURS

POUR LE PRIX CIVRIEUX

QUESTION :

Rechercher par quel traitement on peut arrêter la paralysie générale à son début, et assurer l'amélioration ou la guérison obtenue.

DEVISE :

Guérir est le but de la Médecine.

INTRODUCTION

—

La paralysie générale progressive, connue seulement depuis le commencement du siècle, et dont la fréquence a incontestablement augmenté, fait partie de la classe encore trop nombreuse des maladies incurables.

L'étude de cette maladie, a fait de nos jours d'immenses progrès, et c'est avec raison qu'on a pensé que le moment était venu de chercher les moyens de la combattre.

Les sciences médicales ne progressent utilement qu'à la condition d'aboutir à une thérapeutique rationnelle, limite extrême où l'art et la science se confondent.

Il faut, avant tout, bien connaître la maladie, si on veut la traiter avec avantage.

La clinique est le couronnement de l'édifice médical en ce qu'elle s'attache surtout à la connaissance rigoureuse des malades et aux moyens pratiques de les guérir ou de les améliorer.

Le médecin, après avoir fait des études sérieuses qui doivent faciliter l'exercice de sa profession, a pour mission presque exclusive de guérir ou de soulager les misères de l'organisme.

Les affections nerveuses et mentales, comme les maladies si nombreuses et si variées qui menacent sans cesse l'espèce humaine, peuvent être distinguées, au point de vue de leur terminaison, sous deux dénominations différentes.

Il y a toujours eu des maladies curables à tous les degrés, et des maladies essentiellement incurables, dont le nombre a cependant sensiblement diminué.

Parmi les affections mentales, la paralysie générale progressive a été considérée jusqu'à ce jour comme incurable, mais elle est de celles qu'on espère guérir.

Cette affection qui frappe l'homme, le plus souvent au moment de sa plus grande puissance, doit être traitée, et il y a lieu de rechercher s'il est possible de la guérir quelquefois et de l'améliorer souvent.

La paralysie générale progressive a inspiré de nombreux ouvrages où les auteurs se sont attachés à soutenir des théories diverses qui ont eu pour résultat avantageux de faire progresser la science et de dégager la maladie des obscurités qui l'ont enveloppée pendant longtemps.

Le but que nous poursuivons est essentiellement pratique ; aussi nous renfermerons-nous rigoureusement dans le cadre naturel qui nous est tracé, en exposant cliniquement le traitement qui nous paraît le plus propre à donner de sérieux résultats.

Notre expérience personnelle nous permet de croire que la paralysie générale progressive est curable dans quelques cas et que souvent il est possible de l'améliorer.

Ces deux points, qui sont la conséquence pratique de tout traitement, feront l'objet exclusif de notre thèse, et nous serons trop heureux s'il nous est permis de faire partager nos sentiments.

Après quelques considérations nécessaires sur le début, le diagnostic, la pathologie générale et la nature de la maladie, sa durée et ses rémissions, nous établirons aussi complétement que possible le traitement qui nous paraît devoir donner les meilleurs résultats.

PREMIÈRE PARTIE

CONSIDÉRATIONS GÉNÉRALES

La paralysie générale progressive que Parchappe appelait folie paralytique et désignée par Calmeil sous le nom de péri-encéphalite chronique diffuse, est, ainsi que l'a établi M. Baillarger, il y a trente ans, une maladie spéciale et indépendante constituée, d'après Marcé, par des troubles de la motilité, de l'affaiblissement intellectuel, du délire qui, dans la majorité des cas, est caractérisé par de l'excitation et des idées ambitieuses, mais qui peut être aussi simplement maniaque, mélancolique ou hypocondriaque et fait très rarement défaut; enfin, par une lésion organique constante, l'adhérence des méninges à la couche corticale des circonvolutions.

On a contesté à M. Baillarger et à Requin l'existence de certain cas de paralysie générale progressive sans aliénation mentale; mais aujourd'hui, ces faits, quoique rares, sont généralement admis; on sait du reste que cette affection débute tantôt par des troubles psychiques, tantôt par des désordres somatiques.

CHAPITRE Ier

Début de la Paralysie générale progressive

—

En vue du traitement de cette grave affection, qui, seul ici nous occupe, il y a lieu d'examiner sommairement les conditions prodromiques susceptibles de fournir quelques indications utiles.

On a admis que cette maladie offrait dès le début quatre variétés distinctes. Les formes paralytique et congestive où prédominent les symptômes somatiques ; et les formes expansive et mélancolique caractérisées surtout par des troubles psychiques.

Nous dirons tout d'abord que ces quatre variétés, admissibles en théorie, peuvent dans la pratique se confondre et même se trouver réunies chez le même sujet.

La variété congestive s'observe cependant au début, d'une manière isolée, et mérite d'être prise en sérieuse considération.

Les congestions cérébrales, même légères, accentuent les symptômes prodromiques, facilitent le diagnostic, mais aussi, aggravent le plus souvent la maladie et précipitent sa marche.

La paralysie générale affecte au début une marche essentiellement insidieuse, ses symptômes sont difficilement perceptibles, et le plus souvent les parents et les amis du malade ne commencent à avoir des doutes, encore bien loin de la vérité, que lorsque la maladie est déjà trop avancée pour être combattue avec quelque espoir.

Les premiers symptômes n'apparaissent pas toujours dans le même ordre, cependant il en est quelques-uns, d'une importance capitale, qu'un clinicien habitué à ces sortes de maladies, trouve le moyen de constater alors que la famille est encore loin de supposer la triste vérité.

Au point de vue psychique, dès le début, ou peu de temps après, les premières manifestations de la paralysie générale progressive consistent dans des bizarreries de caractère, un degré variable d'irritabilité, des périodes d'affaissement moral; les malades s'emportent sans motif, montrent une exagération parfois remarquable dans leurs sentiments et la façon dont on juge les faits ordinaires de la vie; un événement futile les impressionne vivement; un fait grave les laisse insensibles; ils commettent sans les apprécier des actes d'indélicatesse, d'improbité ou de débauche, absolument en dehors de leurs habitudes antérieures.

Lorsque les premières manifestations appartiennent à la variété la plus commune qu'on a désignée sous le nom d'expansive, ils montrent une activité très grande, devienennt facilement violents, les facultés intellectuelles ne tardent pas à être atteintes; bientôt on constate l'amnésie des faits récents, puis enfin survient le délire ambitieux qui, dans certains cas, est remplacé par le délire mélancolique ou hypocondriaque.

Tous ces symptômes ont une valeur variable; et nous devons dire que le plus important de tous, qu'il est par conséquent indispensable de constater, est l'amnésie des faits récents.

Les symptômes somatiques ont une valeur

considérable, lorsqu'ils sont bien constatés et qu'il est bien établi qu'ils ne sont pas antérieurs au début de l'affection et dépendent de l'état pathologique récent de l'encéphale ; ils peuvent être presque tous considérés comme pathognomoniques.

L'embarras de la parole qui n'est pas d'abord continu, se montre à peine dans certaines circonstances ; on est obligé parfois pour l'observer, d'exciter les malades ; il existe souvent à la fin d'une conversation longue et animée, ou pendant des emportements assez fréquents qu'il est le plus souvent facile de provoquer.

Ce symptôme pathognomonique sans lequel il serait souvent imprudent d'affirmer l'existence de la paralysie générale, peut être augmenté par la lenteur des conceptions, l'amnésie partielle, l'affaiblissement intellectuel, l'état de torpeur de l'imagination, une altération possible de la volonté ; mais il ne faut pas oublier qu'il est surtout la conséquence d'une lésion fonctionnelle de l'hypoglosse, consécutive à l'affection cérébrale.

La langue a perdu la précision de ses mouvements, ses muscles sont le siége de fibrillations caractéristiques et de mouvements vermiculaires.

Les lèvres sont tremblotantes, parfois même, avant qu'on ait remarqué l'embarras de la parole.

Si on tient écartées pendant quelque temps, les deux maxillaires, on observe des fibrillations dans la lèvre supérieure et les muscles de la face qui semblent, au début surtout, limitées au trajet du nerf maxillaire supérieur. branche du trijumeau.

L'inégalité des pupilles, qui s'observe presque toujours, est un signe bien remarquable, qu'il nous suffit de rappeler.

L'affaiblissement musculaire qu'il est parfois difficile d'apprécier, existe cependant le plus souvent au début de l'affection, malgré la grande activité, et le sentiment de bien-être et de force physique qu'éprouvent les malades.

Cette faiblesse qui se cache parfois sous une excitation maladive, coïncide avec un défaut de coordination des mouvements et de précision, plus facilement perceptible.

CHAPITRE II

Diagnostic. — Manie congestive

—

La constatation des quelques symptômes que nous venons d'énumérer et qui sont loin d'être les seuls caractérisant la paralysie générale considérée à tous ses degrés, permettra dans la majorité des cas de reconnaître la maladie.

Hâtons-nous de dire qu'il arrive parfois aux plus grands cliniciens, d'hésiter prudemment en présence de certains malades, qu'il est indispensable de suivre pendant quelque temps et de bien d'étudier, avant d'affirmer un diagnostic aussi grave que celui de la paralysie générale.

Cette maladie, comme bien d'autres, a ses surprises et ses manifestations exceptionnelles;

aussi dans ces cas difficiles, qui peuvent se présenter, et qu'on doit pressentir, il est prudent, tout en instituant le traitement qui ne peut être différé, d'attendre avant de se prononcer sur la gravité de l'affection, qu'elle s'affirme aussi complètement que possible.

La paralysie générale se distingue surtout de la démence simple par ses symptômes somatiques.

L'alcoolisme chronique se termine souvent par la paralysie générale et il est naturel que dans ces cas, il arrive un moment où les deux maladies se confondent puisqu'elles sont consécutives l'une à l'autre. Cependant il est possible de reconnaître l'alcoolisme chronique seul jusqu'à sa période ultime, par les antécédents, les conceptions délirantes, les troubles de la mémoire, l'état des pupilles et le tremblement exagéré des membres supérieurs des alcoolisés.

La variété mélancolique pourrait être confondue avec la mélancolie stupide; mais la marche des deux affections est bien différente et les signes physiques ainsi que la forme générale du délire permettront toujours, avec les antécédents, de reconnaître la paralysie générale.

Le délire ambitieux qui caractérise si souvent cette grave affection a pu inspirer des doutes lorsqu'on l'a rencontré dans une simple monomanie ou une manie aiguë. La monomanie ambitieuse n'a de commun avec la paralysie générale que les idées de grandeur et encore n'offrent-elles pas le même caractère. Le monomaniaque raisonne sa conception délirante, toujours plus ou moins limitée, et agit souvent comme si son idée était réelle, il se contente du titre qu'il s'est donné; tandis que le paralytique est tout à la fois : roi, empereur, dieu, millionnaire, grand poète, grand artiste, il fait des maisons, des diamants, etc., et reste désordonné, malpropre, mettant sans cesse son existence matérielle en contradiction avec ses idées dominantes, dont il a à peine conscience.

Le maniaque ambitieux peut être plus facilement pris pour un paralytique pendant une de ses périodes d'excitation. Dans certains cas, le délire aigu, généralisé, dominé par des idées de grandeur, peut couvrir une partie des symptômes somatiques ou les laisser supposer; il est alors nécessaire d'attendre un peu de calme pour s'assurer du diagnostic.

Il est une forme spéciale d'affection mentale, signalée par M. Baillarger, qui est selon nous un sujet d'étude extrêmement intéressant et que nous ne pouvons que rappeler sommairement, car son traitement est absolument le même que celui de la paralysie générale.

Désignée sous le nom de manie congestive, elle présente dans certaines de ses manifestations, des ressemblances frappantes avec la période prodromique de la paralysie générale, et nous devons dire qu'elle se termine souvent par cette maladie.

Elle peut exister pendant un temps variable sans qu'il soit permis d'affirmer qu'elle s'est transformée en paralysie générale.

Elle est caractérisée par des poussées congestives, accompagnées de manifestations délirantes qui peuvent quelquefois être de nature ambitieuse.

Son début n'est pas insidieux comme celui de la paralysie générale, sa marche est paroxystique et non régulièrement progressive, et pendant ses périodes de calme, il ne reste aucun des symptômes alarmants qui ont pu se montrer un instant et faire supposer une folie paralytique. Tant qu'on n'observe pas d'une manière continue l'inégale dilatation des pupilles, l'embarras de la parole, les fibrillations, le défaut de coordination des mouvements et surtout l'amnésie bien manifeste des faits récents, il est permis d'espérer encore que cette affection toujours grave, ne se terminera pas fatalement par la paralysie générale progressive.

CHAPITRE III

Pathologie générale. — Nature de l'affection.

Les symptômes somatiques de la paralysie générale ont comme ses lésions caractéristiques une marche progressive; et des recherches récentes sur les localisations cérébrales, tendent à établir que les troubles de la motilité sont la conséquence directe des altérations anatomiques constantes de la substance grise des circonvolutions fronto-pariétales.

Dans ces études, extrêmement importantes, qui ont pour but de dégager les rapports qui unissent les manifestations extérieures aux lésions organiques, on emploie deux méthodes différentes destinées à s'entr'aider et qui se confondent trop souvent, on signale des faits, et on en déduit les conséquences favorables à la thèse que l'on soutient.

« Lenteur dans la marche; aridité dans les études; solidité dans les principes; sûreté dans les résultats; ce sont là les attributs des sciences d'observation.

« Promptitude à rechercher le vrai, et souvent à le découvrir; danger fréquent de rencontrer le faux, c'est l'apanage des sciences de raisonnement. (BICHAT). »

Ces deux sciences ainsi définies par Bichat, sont sans cesse mises à contribution dans les études médicales, et notamment dans les recherches sur les questions difficiles et délicates de la pathologie mentale.

Les désordres organiques et symptômatiques de la folie paralytique débutent par un degré variable d'hypérémie active de la pie-mère et de la périphérie cérébrale; mais l'ensemble de l'encéphale sans être sensiblement troublé dans sa circulation subit l'influence de cette lésion initiale qui n'est d'abord que fonctionnelle.

Lorsque l'hypérémie n'affecte pas un caractère de permanence et ne s'accompagne pas des symptômes pathognomoniques de la paralysie générale, il est possible qu'elle soit la lésion essentielle et même exclusive de la manie congestive.

Mais il est établi que la marche des altérations est progressive; c'est ainsi que l'hypérémie s'aggrave et devient l'irritation congestive de Lallemand, tenant le milieu entre la congestion simple et la sub-inflammation. Ce n'est qu'à une période déjà avancée de la maladie que l'on constate habituellement les poussées congestives passagères plus ou moins sérieuses, qui activent souvent la rapidité de la marche.

Avant ces manifestations toujours graves, au point de vue du pronostic, la pie-mère s'attache à l'écorce cérébrale qui se ramollit.

Les adhérences de la pie-mère épaissie, infiltrée, sont localisées et d'une étendue variable.

La substance grise ramollie est atrophiée quoique renfermant une quantité plus considérable de vaisseaux qu'à l'état normal; mais il est utile de remarquer que ces vaisseaux sont la plupart vides ou distendus par des globules empilés et immobiles.

Cette vascularisation généralisée ainsi que l'extravasation d'un blastème au milieu duquel des produits plastiques tendent à s'organiser ne sont que des états pathologiques qui prouvent l'altération profonde du parenchyme cérébral; aussi s'explique-t-on les altérations histologiques des cellules et des tubes nerveux.

La substance grise des circonvolutions n'est pas la seule atrophiée ; il nous paraît démontré que l'encéphale tout entier a notablement diminué de poids ainsi que Parchappe l'a observé.

En comparant des cerveaux de paralytiques et des cerveaux d'aliénés, nous avons constaté ce qui suit :

Le poids moyen de l'encéphale de dix-sept paralytiques a été de 1195 gr.

L'encéphale de dix-sept aliénés non paralytiques a pesé en moyenne 1373 gr.

L'encéphale de onze femmes aliénées non paralytiques a pesé en moyenne 1208 gr.

Le poids moyen de l'encéphale de onze femmes paralytiques a été de 1087 gr.

Il résulte de ces faits que la différence de poids de l'encéphale des paralytiques comparés à celui des autres aliénés, pris au hasard, est pour les hommes de 178 gr., et pour les femmes de 121 gr.

Le docteur Meynert qui a pesé 157 cerveaux a constaté que dans la démence paralytique le poids total du cerveau subit la plus grande diminution.

Parchappe est arrivé à trouver en moyenne une

différence de 179 gr. pour les hommes et de 157 gr. pour les femmes, entre le poids moyen du cerveau dans la paralysie générale et le poids du cerveau dans la folie aiguë.

De ces constatations nous devons déduire logiquement que la péri-encéphalite chronique diffuse s'accompagne d'un trouble profond de la nutrition des centres nerveux.

Les désordres de la circulation cérébrale et de l'innervation s'enchaînent et s'influencent réciproquement, et il résulte de ces rapports intimes des altérations générales et des lésions spéciales plus ou moins localisées.

La péri-méningo-encéphalite chronique diffuse est considérée par un grand nombre d'auteurs comme une inflammation de la pie-mère et de la substance corticale.

Cette opinion, trop exclusive, que nous rappelons parce qu'elle semble motiver certains traitements, nous paraît devoir être expliquée et examinée sommairement.

Cette inflammation, si elle existe, est une exception qu'il est impossible de comprendre dans les définitions diverses qui ont été données de cette manifestation pathologique.

Les paralytiques n'ont pas de fièvre, à proprement parler ; leur sang, loin d'avoir les caractères de l'inflammation semble plutôt affecter les caractères opposés ; la durée de la maladie, quoiqu'on admette la chronicité, dépasse dans bien des cas la mesure rationnelle ; sa marche et sa terminaison seraient difficilement explicables.

Cependant, il est un certain nombre d'altérations anatomiques qui paraissent se rattacher à un état inflammatoire.

Nous croyons qu'il est très important de distinguer les congestions cérébrales dont les effets peuvent varier notablement sous des influences qu'il serait utile de chercher à bien préciser.

D'une manière générale, il nous paraît incontestable que l'hypérémie active n'agit pas de la même façon que l'hypérémie passive. Il existe en outre un grand nombre de nuances pouvant modifier notablement les effets symptômatiques. La quantité de sang arrivant dans le cerveau dans un temps donné, sa composition, ses qualités physiques et chimiques, les points divers de l'encéphale qu'il frappe de préférence, l'état de certains vaisseaux, sont tout autant de circonstances capables de modifier considérablement les effets produits.

En outre de l'hypérémie simple, il est permis d'admettre à des degrés divers, une irritation congestive pouvant aller jusqu'à la subinflammation, et se rattachant aux troubles de la nutrition et de l'innervation.

L'encéphale semble parfois subir également l'influence du sang dans des conditions de composition absolument opposées. Certaines manifestations de la pléthore ressemblent absolument à des symptômes d'anémie. L'augmentation ou la diminution des globules donnent lieu à des vertiges, des tournements de tête, des éblouissements, des bourdonnements d'oreilles.

« Une quantité de globules ou trop forte ou trop faible, trouble de la même manière certains actes cérébraux. (ANDRAL). »

Dans la paralysie générale, le sang est, d'après nous, notablement appauvri, et cet appauvrissement tient surtout à une diminution dans la quantité normale de fibrine.

Cette diminution de fibrine, qui a pour conséquence immédiate un état de dissolution du sang, est la cause directe d'un grand nombre d'hémorrhagies. Andral a rapporté plusieurs cas d'hémorrhagie cérébrale dont la production avait été précédée d'une diminution dans la fibrine du sang.

« La diminution de la fibrine par rapport aux globules, voilà la grande condition du sang qui favorise la production des hémorrhagies ; le rapport de ces deux faits est tellement constant qu'il me paraît impossible de ne pas regarder l'un comme la cause de l'autre. (ANDRAL). »

L'anémie, caractérisée par une diminution considérable des globules, se montre surtout chez la femme à une certaine époque de sa vie, tandis que la paralysie générale progressive frappe plus fréquemment l'homme à l'âge mûr.

Tout en reconnaissant que ces considérations sont discutables, il nous a paru utile de les signaler dans l'espoir que des recherches ultérieures pourront peut-être éclairer ce côté important de la nature de la folie paralytique.

L'affection dont nous avons à instituer le traitement clinique, est essentiellement désorganisatrice et débilitante ; elle frappe de préférence, de la façon la plus grave, les appareils de la vie de relation ; elle affaiblit et transforme les propriétés vitales, notamment la sensibilité et la contractibilité animales de Bichat ; elle pervertit l'activité fonctionnelle et poursuit son œuvre de destruction jusque dans le système osseux. Les os des paralytiques se fracturent avec la plus grande facilité et sont très lents à se consolider ; ils subissent ce que nous appellerons des cassures spéciales, bizarres ; le cal se forme difficilement et après un temps très long. Cependant, les os sont en général le siége d'une nutrition très-active, et il est établi que la substance calcaire est alternativement fournie et enlevée aux os par suite d'un double mouvement d'exhalation qui apporte la substance gélatineuse et calcaire, et d'absorption qui la reprend.

Nous devons donc admettre que dans la paralysie générale, la substance calcaire n'est pas produite en quantité suffisante, et que par suite, comme on l'a du reste observé, le tissu compacte est aminci, les fractures plus fréquentes et la formation du cal difficile et très lente.

Au point de vue du traitement, les affections cérébrales et la paralysie générale surtout, ne doivent pas être comparées aux maladies inflammatoires ou autres des divers appareils de l'organisme.

Les altérations des centres nerveux donnent lieu à des indications spéciales qu'il est indispensable de bien étudier en les rapprochant toujours, autant que possible, des principes invariables de la pathologie générale.

« En général, les maladies qui troublent les fonctions de la vie animale sont d'une nature toute différente que celles qui rompent l'harmonie de la vie organique. (BICHAT). »

Le traitement des maladies est le but pratique, essentiel des sciences médicales ; il doit, dans les circonstances diverses qui se présentent, poursuivre le plus souvent la guérison, parfois l'amélioration et, dans des cas encore trop fréquents, la prolongation de l'existence quelles qu'en soient les conditions physiques et morales.

« Tout moyen curatif n'a pour but que de ramener les propriétés vitales altérées au type qui leur est naturel. (BICHAT). »

CHAPITRE IV.

Durée de la maladie. — Rémissions

—

La marche de la péri-encéphalite chronique diffuse est très variable, et son pronostic est parfois difficile à préciser quant aux questions de temps.

Les paralytiques vivent depuis quatre à cinq mois, jusqu'à dix ans et plus, mais cette dernière limite doit être considérée comme une exception trèsrare.

Bayle avait fixé à dix mois la durée moyenne de la paralylisie générale progressive; Parchappe, dans la Seine-Inférieure, avait constaté une moyenne de onze mois et quatre jours, et Calmeil, pour l'Asile de Charenton, trouvait une vie moyenne de treize mois.

Sur douze paralytiques dont l'existence a varié entre cinq et trente-six mois, la moyenne a été de treize. Ceux de ces malades qui vivent trois ans, les hommes surtout, sont relativement rares, et il est permis d'admettre que dans les asiles bien tenus, leur vie moyenne doit osciller entre douze et quinze mois. Cette durée doit être en réalité plus longue parce que la maladie a un début parfois insidieux, inaperçu, et on ne fait remonter d'habitude le commencement qu'à une période déjà avancée, lorsque les symptômes sont bien manifestes. Les renseignements fournis par les familles à ce sujet sont le plus souvent erronés ou inexacts. Il est d'observation que la paralysie générale a une durée beaucoup plus longue chez les femmes que chez les hommes.

Dans le cours de la maladie, il se produit quelquefois, mais assez rarement, un temps d'arrêt spécial qu'on a désigné sous le nom de rémission, c'est un armistice d'une durée variable qui ne se termine jamais par la paix. Les manifestations extérieures de l'affection, ses symptômes psychiques et somatiques s'effacent notablement et tendent à disparaître; et pour les personnes qui n'ont pas l'habitude de ces malades, cet état latent est considéré comme une guérison.

Ces rémissions, qu'on ne rencontre dans

aucune autre affection mentale, et qu'il ne faut pas confondre avec les intervalles de calme des folies périodiques et des accès maniaques, constituent une phase particulière assez surprenante, qui peut offrir toutes les apparences de la cessation absolue des troubles de la motilité et du retour complet de la raison.

Nous avons connu un malade, appartenant à une famille honorable, dont le nom est connu dans la science, qui fut pris de paralysie générale progressive affectant dès le début une marche rapide. Ce malade, marié depuis deux ans, devenait dangereux pour sa femme et son enfant, et on fut obligé de le placer dans une maison de santé, d'où il sortit, après un an de traitement, avec toutes les apparences de la santé la plus parfaite. Il vécut dans le monde, s'occupant de ses affaires, écrivant, chassant, eut un deuxième enfant; et ne fut repris que trois ans après. L'affection marcha rapidement vers sa terminaison fatale et le malade succomba dix mois après.

DEUXIÈME PARTIE

TRAITEMENT

—

Le traitement de la paralysie générale progressive se compose d'indications générales communes à la plupart des affections mentales et d'indications spéciales que nous espérons dégager de cette étude.

Comme pour la folie, on emploie plusieurs moyens qui se prêtent un mutuel appui et que nous diviserons en deux groupes sous les dénominations de traitement moral et de traitement physique.

Le but du traitement à instituer contre la péri-encéphalite chronique diffuse varie souvent d'après les cas et le degré de l'affection.

Quoique nous ayons surtout en vue le début ou la première période de la maladie, nous sommes obligé de reconnaître que la guérison ne peut pas toujours être rationnellement poursuivie, et qu'on doit s'attacher souvent à obtenir l'amélioration, et si c'est possible une rémission.

Dans les cas les plus graves, les plus désespérés, le médecin ne saurait rester inactif, simple spectateur; il doit savoir qu'en présence d'une maladie qui ne pardonne plus, un grand devoir lui incombe encore; celui de prolonger en l'adoucissant le plus posible, la vie du malade qui lui est confié.

CHAPITRE Ier.

Traitement moral.

—

Indépendamment des troubles organiques et fonctionnels du ramollissement de la périphérie de l'encéphale, il y a lieu de considérer deux ordres différents de manifestations qui donnent lieu à des indications spéciales.

Les symptômes psychiques de la paralysie générale progressive appellent, pour ainsi dire, une action morale. destinée à les combattre ou tout au moins à les pallier.

L'influence du moral sur le physique si manifeste chez l'homme normal, existe encore à des degrés divers chez le malade dont les facultés intellectuelles sont plus ou moins atteintes.

Tout ce qui est susceptible d'impressionner

la raison humaine peut apporter un trouble profond chez le malade dont les sensations et les impressions ne sont plus normales. L'irritabilité nerveuse et intellectuelle est plus souvent exaltée ou pervertie qu'annihilée.

Le cerveau du paralytique travaille outre mesure, perçoit des impressions vives, nuisibles, se congestionne, sous l'influence de causes les plus futiles. Ces malades ne peuvent supporter aucune contrariété, et ils en subissent sans cesse, lorsqu'ils vivent avec leur famille, dans le milieu où ils ont contracté leur maladie; ils s'irritent sans motif; ce qu'ils entendent, ce qu'ils voient les exaspèrent.

---

§ I. Isolement.

L'isolement est la condition la plus importante du traitement moral des affections mentales.

Ce mode de traitement varie sensiblement d'après les pays, et il en résulte des différences d'interprétation qui nécessitent, sinon une discussion générale qui nous éloignerait du sujet que nous traitons, du moins quelques indications spéciales destinées à limiter cliniquement ce qu'il est scientifique et rationnel de faire et ce qu'il est permis d'espérer.

Les cottages anglais, le no-restreint, le système belge de Gheel, diffèrent de la méthode française employée dans nos asiles.

Sans discuter à fond ces moyens divers d'isolement, qui pourraient faire l'objet d'un travail spécial, nous croyons pouvoir dire qu'ils offrent tous des avantages sérieux et aussi des inconvénients que l'organisation du travail a diminués sans les effacer.

Au point de vue scientifique et médical, il est incontestable que tout organe malade, cessant de fonctionner dans les conditions physiologiques, doit être soumis à un repos relatif et subir des conditions nouvelles d'existence en rapport avec son état pathologique ; l'organe, indépendamment du repos qui lui est imposé, doit aussi être soustrait, autant que possible, aux causes qui ont déterminé sa maladie ou qui peuvent l'entretenir.

On connaît pour les affections mentales, l'influence immense, le plus souvent mauvaise qu'exercent le milieu dans lequel vit habituellement le malade, la famille qu'il prend souvent en grippe, les occupations, les intérêts, toutes les conditions matérielles et morales de son existence.

Toute maladie qui trouble la raison humaine a pour conséquence des modifications profondes, dans la vie psychique et matérielle, d'une importance capitale, quoique généralement méconnues ou mal interprétées.

Les inspirations du cœur font souvent prendre aux familles de fâcheuses déterminations que le médecin consciencieux doit combattre énergiquement en opposant le langage de la raison et de l'expérience.

La liberté individuelle a pour sanction la responsabilité. L'aliéné qui n'a plus la jouissance du libre arbitre, n'est pas responsable de ses actes et on conçoit qu'une loi d'exception ait voulu garantir la société, la famille et le malade lui-même.

Ce côté social de l'aliénation mentale que nous rappelons ici, est en rapport avec le côté scientifique.

L'isolement considéré comme méthode de traitement, ne doit pas être confondu avec l'incarcération du dix-huitième siècle ou la séquestration telle qu'on la conçoit encore aujourd'hui.

On doit, tout en isolant un malade lui laisser une somme de liberté variable, parfois très grande, dont son affection donne seule la mesure.

A ce point de vue, nous dirons que, chaque cas peut donner lieu à des indications spéciales que l'on doit toujours puiser dans la connaissance complète du malade, plutôt que dans les idées ou les désirs de son entourage.

En général, l'isolement doit être physique, organique et moral.

Il est physique parce qu'on enlève le malade aux causes de son affection, à sa vie ordinaire, à ses occupations, à ses habitudes, à ce milieu qui constitue un danger permanent.

Il est organique parce qu'on impose au cerveau de l'aliéné un repos relatif en le soustrayant à la source de ses préoccupations et à la cause qui perpétue en les multipliant ses conceptions délirantes.

La diversion dans les idées est un repos relatif.

Il est moral parce qu'il délivre ce malheureux de l'influence, peut-être la plus dangereuse, de son entourage, ses parents, ses amis, qui dans une autre circonstance lui seraient d'un grand secours.

Dans la plupart des cas, on ne saurait trop réagir contre des théories imaginaires, des préjugés étranges, certaines inspirations du cœur, des raisonnements on ne peut plus dangereux, des illusions malheureusement trop fréquentes qui ne s'expliquent que par l'ignorance générale du monde sur toutes les questions d'aliénation mentale.

Nous espérons prouver que le traitement de la paralysie générale progressive ne peut avoir quelque chance de succès qu'au moment le plus rapproché du début de la maladie.

Le but que nous poursuivons est la guérison ou tout au moins l'amélioration de malades réputés jusqu'à ce jour incurables.

Il nous paraît nécessaire d'insister sur les conditions qui sont faites au malade et au médecin au début de la paralysie générale progressive toujours méconnue et dont souvent les familles cherchent à cacher au monde les premières manifestations.

Il est bien rare, pour ne pas dire absolument exceptionnel, qu'un médecin aliéniste voit un dément paralytique au début de son affection.

L'impressionnabilité, l'irritabilité, certaines modifications dans les habitudes, les actes, les idées et le caractère sont tout d'abord considérés comme des bizarreries sans importance, ne préoccupant sérieusement les familles que lorsqu'il se produit des faits étranges, des menaces, des violences ou des crises inattendues.

Après ces premiers symptômes dont le début peut être déjà éloigné, la famille cherche à cacher cette situation, dont elle ne soupçonne jamais la gravité, puis, des faits nouveaux, une aggravation sérieuse, inquiétante, donnent la pensée d'essayer quelques moyens pour calmer le malade; on lui donne tout ce qu'il demande, on ne le contrarie en rien; on s'efforce de le distraire et il en résulte souvent de l'agitation, des exigences impossibles à satisfaire et enfin après bien du temps perdu, si on n'a pas épuisé les remèdes de somnambules, de commères, de sorciers, etc., ce qui arrive souvent, on consulte le médecin ordinaire de la maison, on ne tarde pas à s'apercevoir que tout traitement est impossible; le malade s'y refuse absolument; il déclare généralement se porter à merveille et n'avoir aucun besoin de remèdes.

Mais dès qu'il est question d'isoler le malade, de commencer une médication sérieuse, il se produit de nouvelles hésitations; la famille élève de nombreuses objections et tarde le plus possible à se décider. Le plus souvent le malade n'est placé dans un établissement spécial que lorsqu'il est dangereux et que l'on constate l'impossibilité absolue de le garder; malheureusement, à ce moment, les chances de guérison ont à peu près disparu.

---

§ II. Régularité de la vie. — Discipline.

L'irrégularité en toute chose est une des conséquences de l'état mental des paralytiques. Ces malades ont une tendance manifeste à se renfermer dans un cercle vicieux qui perpétue et aggrave sans cesse leur affection. Leurs actes déréglés, bizarres, exagérés, comme les idées et les sentiments, déterminent une aggravation mentale qui devient une source nouvelle d'excentricités et de désordres psychiques et somatiques.

Aux tendances anormales des malades atteints de paralysie générale progressive il est nécessaire d'opposer l'application rigoureuse des lois de la physiologie.

Les habitudes désordonnées, les conditions nouvelles d'existence que ces malades subissent par le fait de leur affection mentale, troublent l'harmonie des fonctions organiques; et lorsqu'il s'agit du système nerveux central, on ne saurait trop insister sur l'emploi méthodique de tous les moyens destinés à régulariser ses manifestations rationnelles ou maladives.

La vie organique, la vie de relation et la vie purement intellectuelles, liées entr'elles par des rapports intimes, qu'il ne faut jamais perdre de vue, ne peuvent sans danger s'écarter de certaines règles dont on a de tout temps, si non, bien expliqué, du moins soupçonné la valeur immense; *natura, naturata, natura, naturans* (HIPPOCRATE).

La régularité des phénomènes et des manifestations n'est pas un principe médical exclusif, c'est une loi naturelle dont on retrouve partout l'application, depuis l'existence propre des systèmes planétaires jusqu'à la vie intime des infiniment petits.

Rien au monde n'est susceptible d'échapper à cette loi comme la raison humaine.

Mais le dément paralytique exerce sur son entourage une autorité presqu'absolue, il est plus maître que jamais, ne craint personne et impose ses volontés; on se trouve dans la majorité des cas en présence d'une difficulté insurmontable qui ne peut se résoudre que par le placement du malade dans un établissement spécial.

On dit bien que ces malades doivent mener une vie réglée, mais il ne faut pas les contrarier; prescription commode d'une application difficile, qui évite, en recommandant de laisser les malades agir à leur guise, bien des objections et souvent des impossibilités.

Tolérer, ou plutôt, subir les actes extravagants des paralytiques ne saurait constituer, même aux yeux de la logique, un mode de traitement rationnel.

La discipline observée dans tout établissement spécial est une condition essentielle qui assure la régularité physique et morale.

A partir du moment où le malade, habitué jusqu'alors à commander, à se faire obéir, et même à se faire craindre, se trouve en présence d'étrangers qui savent se faire respecter et lui imposer une règle inflexible, le cours de ses idées, ses caprices, ses exigences, se trouvent notablement modifiés.

On s'explique, par ces simples considérations, comment un aliéné, agité dans sa famille, pour qui les parents et les amis redoutent par suite d'un faux raisonnement, l'entrée dans un asile, devient calme et parfois soumis, par le fait seul de l'isolement et de la discipline à laquelle il reconnait le plus souvent la nécessité d'obéir.

---

§ III. — Surveillance. — Direction morale.

La surveillance, dans un établissement d'aliénés où tout le personnel a l'habitude des malades, diffère considérablement de celle qui est exercé par les familles.

Le malade ne doit pas s'apercevoir qu'il est surveillé; et le plus souvent la famille et les amis, voulant le soigner, le raisonner, le distraire, ne pas le perdre de vue, l'irritent sans cesse, l'exaspèrent et aggravent son état.

On doit et on peut concilier une surveillance de tous les instants avec une liberté relative aussi grande que possible. Le malade a besoin de tranquillité morale, de repos cérébral, et ce n'est qu'à son insu qu'il faut modifier le cours de ses idées délirantes.

Le médecin doit conserver, vis-à-vis de ces malades, cette autorité indispensable qui inspire la confiance et le respect.

Les familles ignorent trop que ce n'est pas avec des raisonnements ou des discussions inutiles, souvent nuisibles, qu'on traite le malade, qu'on lui fait abandonner les idées délirantes.

Les conceptions et les déterminations des paralytiques sont des conséquences et des manifestations de la maladie qu'il faut savoir pallier par des moyens détournés, mais sans perdre de vue la cause qui les produit.

Au lieu de discuter et de contrarier inutilement les malades, on doit éviter toute opposition directe, raisonnée, sans toutefois céder sur tout ce qui peut avoir quelqu'importance, soit au point de vue du traitement, soit au point de vue des actes fâcheux qu'ils pourraient commettre.

Eloigner le malade du cours ordinaire de ses divagations, le ramener insensiblement, à son insu, à la réalité, lui montrer de la bienveillance et une fermeté parfois nécessaire, telles sont les conditions générales les plus importantes que nous nous bornons à signaler.

---

§ IV. Promenades. — Lectures. — Distractions. — Voyages.

Les promenades, les lectures, les distractions diverses, les voyages, ont surtout pour but de produire une diversion aux idées délirantes, aux actes extravagants, d'occuper suffisamment l'esprit du malade et de lui faire pour ainsi dire, oublier ses tendances et ses excentricités.

Les paralytiques, au début surtout, montrent souvent un surcroît d'activité psychique et somatique qu'il faut leur faire dépenser rationnellement, sans leur donner le temps de poursuivre l'exécution de leurs fantaisies.

Ces moyens moraux doivent, pour devenir salutaires, être le complément des considérations qui précèdent sur l'isolement et la direction morale.

Les voyages, parfois recommandés, ne seraient point avantageux, si le malade restait avec un parent ou même un ami.

Ces moyens divers se rattachent au grand principe de l'isolement et ne peuvent être appliqués cliniquement que s'ils en remplissent les conditions générales.

L'isolement que l'on doit comprendre d'une façon aussi large que possible, quand il s'agit de ses applications dans le traitement de l'aliénation mentale ne consiste pas, comme on l'a cru, dans le fait, trop exclusif, du placement d'un aliéné dans un établissement spécial.

Isoler un malade n'est point l'enfermer, surtout lorsqu'on a en vue les facultés intellectuelles, morales et affectives; ce sont ces facultés qu'on veut isoler; et les murs pour obtenir ce résultat, ne sont pas indispensables; tous les aliénistes savent qu'ils sont parfois sans effet.

---

§ V. Travail.

Les troubles somatiques progressifs de la paralysie générale doivent fatalement augmenter sous l'influence de l'inaction.

Le travail produit une diversion méthodique,

salutaire, et régularise l'existence organique et psychique.

Chez le paralytique au début, qui a un surcroît d'activité à dépenser, il devient un besoin pour son organisation en même temps qu'un bienfait pour ses facultés.

L'irritabilité organique, l'excitation psychique, l'exagération croissante des conceptions délirantes, doivent se calmer sous l'influence d'une fatigue du corps bien coordonnée, qui, en général, amène le repos de l'esprit.

Le travail a pour première conséquence le repos de l'organe malade; car, même lorsque l'aliéné travaille sans goût, il porte toujours une certaine attention à ce qu'il fait, et le temps qu'il emploie aux pensées qui se rattachent à son occupation est entièrement gagné sur celui qu'il consacre à ses divagations.

Lorsque le corps se fatigue, l'esprit se repose et se ménage une prolongation de sommeil.

Dans un établissement spécial, la vie du paralytique, régularisée par le travail, se trouve facilement exempte de la monotonie des actes inconscients, de nouvelles conceptions qui compliquent le délire, et parsemé d'heureuses diversions qui tendent à le ramener vers la réalité.

Le travail favorise les fonctions d'assimilation et d'absorption et régularise aussi la vie organique et la vie de relation.

Le sentiment de liberté relative qu'éprouve l'aliéné occupé pendant toute sa journée, nous paraît un bienfait, à côté de l'existence dans une cour murée, de malheureux malades, désœuvrés, abandonnés à leurs idées et à leurs actes automatiques, inconscients ou impulsifs.

La loi du travail nous paraît devoir être appliquée toutes les fois qu'il n'existe pas de contr'indication absolue pouvant résulter de la santé physique ou de l'état mental qui constitue parfois un danger qu'il faut toujours prévoir.

CHAPITRE II.

Traitement physique.

—

La paralysie générale progressive diffère des autres formes d'aliénation mentale en ce que le traitement moral n'est jamais suffisant.

Les moyens moraux que nous avons indiqués, constituent un complément précieux et même nécessaire; mais en présence de lésions matérielles graves qui retentissent sur tous les appareils, il est absolument indispensable d'agir sur l'état organique et fonctionnel par des médications appropriées.

Les altérations diverses des centres nerveux, les troubles fonctionnels qui en sont la conséquence, les désordres multiples qui semblent se renfermer dans un cercle vicieux, se perpétuent et s'influencent réciproquement, donnent lieu à des indications générales et spéciales, dont il est important de ne pas augmenter outre mesure le nombre. Il est évident que si on veut opposer une prescription déterminée à chaque manifestation de cette maladie, on aura bien vite épuisé toutes les ressources de la thérapeutique, et cela au grand détriment du malade.

D'après la manière dont on considère la maladie, et d'après la connaissance exacte du malade, le médecin institue le traitement général qu'il modifie ou complète par des moyens particuliers, variables avec chaque sujet.

Après nous être expliqué sur la nature de la paralysie générale progressive et avoir laissé pressentir le traitement physique et thérapeutique qui nous paraît le plus rationnel, nous exposerons rapidement, dans ce chapitre, les principales médications qui ont été conseillées.

---

§ I. Hygiène. — Régime alimentaire.

La péri-encéphalite chronique diffuse est souvent caractérisée au début par une suractivité fonctionnelle qui, selon nous, a été et est encore mal interprétée. Cet axiome d'Hippocrate *sanguis, nervorum moderator*, est dans ce cas en partie applicable, car une diminution dans la force, dans les propriétés vitales du sang peut avoir pour conséquence un surcroît des fonctions du système nerveux.

On a supposé que cette activité dévorante, cette puissance factice, cette vigueur spéciale de certains paralytiques se rattachaient, soit à un état pléthorique, soit à une exagération des forces physiques. Quoiqu'il en soit, le fait d'un besoin exagéré de mouvement et de vie organique et morale existe dans bien des cas, et on conçoit que pour ces motifs les conditions hygiéniques doivent être aussi bonnes que possible.

L'assimilation doit être en rapport avec la dépense d'activité, et les conditions d'existence pour tous les appareils de l'organisme ne doivent rien laisser à désirer.

Le régime des paralytiques doit être réglé mathématiquement, le nombre et les heures des repas invariables. Nous recommandons habituellement, quoique ce ne soit pas une règle absolue; le matin vers huit heures, du chocolat, du potage ou même du café au lait;

à onze heures, un repas substantiel, et à six heures une collation qui ne charge pas l'estomac et ne trouble pas le sommeil. Le poids des aliments azotés, notamment, doit autant que possible, être tous les jours le même.

La régularité du régime est une condition essentielle de régularité des fonctions.

Quant à l'alimentation, sa nature, son but, ses conséquences, nous regrettons de ne pas partager l'opinion de plusieurs auteurs qui veulent qu'elle soit légère, modérée, débilitante.

Les aliments doivent au contraire être toniques, reconstituants, substantiels, sous un petit volume, et nous nous garderions bien de défendre le vin vieux donné pendant le repas à doses modérées.

Donner au sang, par l'alimentation, une force nouvelle, n'est-ce pas diminuer souvent la prédominance du système nerveux.

Il est certain qu'il ne faut pas à ces malades des éxcitants qui agissent presqu'exclusivement sur le système nerveux et que l'on confond souvent avec des aliments respiratoires. Les phénomènes d'absorption, d'assimilation, de nutrition, n'ont rien de commun avec l'excitation pathologique des centres nerveux.

Le malade débilité, dont l'affection mentale est souvent la conséquence d'excès de tout genre, qui usent l'organisme et surtout le système nerveux, a plus que tout autre besoin de se refaire, s'il en est temps encore, une nouvelle constitution.

---

§ II. Emissions sanguines.

Les émissions sanguines dont on a abusé dans le traitement d'un grand nombre de maladies qui, aujourd'hui, guérissent par des moyens tout différents, sont encore recommandées et trop souvent employées contre la paralysie générale progressive.

Nous avons toujours vu les saignées générales, pratiquées chez des paralytiques suivies d'excitation et d'aggravation de la maladie.

Les saignées locales, dont les inconvénients sont moindres, ne doivent être employées que dans des cas rares, nous dirons presque exceptionnels.

La prédominance manifeste du système nerveux, profondément troublé, ne peut que s'augmenter si on diminue la masse et la force insuffisante du sang.

La saignée ne régularise pas la circulation troublée par les désordres de l'innervation.

La péri-encéphalite chronique détermine un état général débilité, dont l'affaiblissement suit la marche de la maladie, et il nous paraît logique d'en déduire une contr'indication presqu'absolue des émissions sanguines.

Quelle que soit l'opinion qu'on admette sur le caractère inflammatoire de la paralysie générale progressive, il est difficile de trouver dans cette inflammation anodine, lente, de longue durée, à marche chronique, quoique progressive, les motifs qui, dans certaines inflammations aiguës, rapides, à phases bien déterminées, dont les terminaisons diverses sont connues, justifient l'emploi des émissions sanguines.

Pour nous résumer, nous dirons que rien ne saurait justifier cliniquement l'emploi des saignées chez les paralytiques et que d'un autre côté, la nature même de l'affection est une contr'indication, confirmée trop souvent par l'expérience.

---

§ III. Purgatifs.

Les purgatifs dans le traitement de la paralysie générale progressive ont une importance considérable qu'il est utile de préciser pour ne pas tomber dans des exagérations fâcheuses.

Faire de cette médication une base exclusive de traitement, c'est dépasser le but et préparer des déceptions.

Les évacuants ne peuvent, sans inconvénients graves, être administrés pendant longtemps, d'une manière continue.

Cependant, il est parfois utile d'établir une dérivation, et dans ce but on administre tous les deux ou trois jours une dose suffisante d'aloës pour entretenir une hypérémie légère de la muqueuse intestinale.

Dans les cas de menaces congestives du côté du cerveau on peut forcer la dose d'aloës, la répéter plus souvent ou bien administrer le jalap avec le calomel.

Il y a là une indication de premier ordre qui explique l'emploi fréquent des purgatifs drastiques.

Les paralytiques ont une tendance à la constipation, ils mangent souvent avec gloutonnerie, et leurs intestins parfois paresseux s'encombrent facilement, il en résulte, s'ils ne sont pas surveillés attentivement, des congestions cérébrales. On remédie habituellement à cet état et on évite bien des accidents en ordonnant des purgatifs salins; et parfois il suffit de simples lavements de chlorure de sodium, surtout lorsque le gros intestin seul est encombré.

Il arrive parfois que les intestins de ces malades sont dans un état d'atonie qui les rend insensibles à l'action des purgatifs.

Nous avons eu un malade dont l'intestin était encombré de matières et dont le cerveau se congestionnait consécutivement, prendre sans résultat successivement de l'huile de ricin, de l'aloës, et du sulfate de soude. En présence d'un danger imminent nous avons administré deux gouttes d'huile de croton tiglium et presqu'aussitôt l'intestin s'est vidé.

Les fonctions digestives des paralytiques doivent être réglées et surveillées avec le plus grand soin; les relations intimes qui les unissent aux fonctions cérébrales justifient l'attention spéciale et les indications parfois pressantes auxquelles elles donnent lieu.

§ IV. Révulsifs.

On a beaucoup conseillé les révulsifs énergiques dont l'action est prolongée et qui épuisent toujours les malades; tels sont le séton à la nuque, les cautères, les moxas. Ces moyens violents nous ont toujours paru produire un résultat tout différent de ce qu'on attendait et nous n'en faisons jamais usage.

Dans quelque cas, on peut se bien trouver de l'application de visicatoires volants, couvrant une surface plus ou moins grande; les ventouses, dont l'action est rapide, de courte durée, sont parfois indiqués; mais les révulsifs, le plus fréquemment employés, sont les synapismes, dont on mesure l'action et qu'on déplace avec la plus grande facilité.

---

§ V. Narcotiques. — Stupéfiants. — Calmants.

La plupart de ces médicaments déterminent de l'hypérémie cérébrale qui, chez les paralytiques, se traduit par de l'agitation. Cette seule considération est de nature à inspirer les plus grandes réserves; et en présence d'une indication précise qui peut se présenter, on doit agir avec une extrême prudence.

Nous nous bornerons à dire un mot de deux médications qui sont actuellement un peu à la mode.

Les injections de chlorhydrate de morphine qu'on a un instant considérés comme une panacée ont presque toujours été suivies chez les paralytiques de mauvais résultats.

Leur action a parfois été sensiblement nulle, d'autres fois excitante ou dépressive. Nous avons vu après quelques injections, le délire augmenter, la parole devenir plus difficile et les mouvements moins précis. D'un côté, l'exaltation psychique, de l'autre, la dépression somatique, deux circonstances évidemment aggravantes de l'affection cérébrale.

Le chloral qui dans certains cas d'aliénation mentale réussit fort bien, qui calme souvent le délire aigu des maniaques et en général des aliénés qui n'ont pas une lésion organique grave du cerveau, ne paraît pas agir de la même façon chez les paralytiques. Si on l'administre aux doses ordinaires, c'est-à-dire de six à huit grammes, il stupéfie, congestionne l'encéphale et agite parfois le malade. A des doses faibles, de un à trois grammes il produit quelques fois du calme et amène quelques heures de sommeil.

Il semble que le cerveau, dont la périphérie se ramollit, ne peut sans inconvénient, être touché que légèrement.

---

§ VI. Hydrothérapie.

L'hydrothérapie est une médication d'une grande puissance; c'est une arme à deux tranchants; elle produit de magnifiques guérisons, mais elle peut donner la mort.

Un prêtre, sous l'influence de causes difficiles à préciser, changea presque subitement ses habitudes, ses idées, son caractère, et montra peu de temps après, les premiers symptômes de la paralysie générale progressive.

Après avoir tenté, chez lui, pendant deux mois, plusieurs traitements restés sans résultat, et la maladie s'aggravant visiblement on se décida à l'envoyer dans un établissement hydrothérapique. Son délire était calme, très limité, la mémoire infidèle, la parole visiblement embarrassée, les muscles de la face en proie à des mouvements fibrillaires et la démarche peu sûre. Le lendemain de son arrivée, on lui administra une douche qui ne produisit aucun effet sensible.

Le deuxième jour, après sa douche, il y avait un peu de congestion qu'on attribua à la réaction.

La troisième douche fut suivie immédiatement de délire aigu généralisé avec hallucinations de l'ouïe et de la vue; on fit coucher le malade dont la face était vultueuse; le pouls devint rapidement très fréquent et atteint cent vingt pulsations; la température s'éleva à 42°; les lèvres devinrent fuligineuses, l'agitation extrême; deux jours après il y avait de la carphologie et ce malheureux succomba le troisième jour à une méningite aiguë.

Une jeune dame atteinte depuis quatre mois de paralysie générale progressive est conduite par son mari dans un établissement hydrothérapique.

Après huit jours de traitement, cette malade est très agitée, déchire et brise tout ce qu'elle touche, peut à peine articuler quelques mots, devient malpropre et passe sans transition de la première à la dernière période du ramollissement cérébral.

On cesse le traitement, la malade se calme un peu, mais les symptômes somatiques persistent et elle succombe deux mois après dans le marasme.

Ces deux faits nous paraissent être un enseignement suffisant, et il y a lieu de réfléchir sérieusement avant d'ordonner ce mode de traitement à des aliénés dont le diagnostic n'est pas parfaitement sûr.

L'hydrothérapie guérit certaines formes d'aliénation mentale; nous avons eu souvent l'occasion de le constater, mais nous sommes convaincu qu'elle n'est pas applicable, sans de graves dangers, à la paralysie générale progressive.

---

§ VII. Toniques. — Reconstituants.

La médication tonique reconstituante est indiquée dans bien des cas de paralysie générale; cependant il est prudent d'en mesurer l'application et d'en surveiller les effets.

Il est des états profonds d'anémie et d'épuisement qui nécessitent l'emploi plus ou moins actif du fer, du quinquina, de l'huile de foie de morue, etc., mais, même dans ces cas où l'indication est précise, il faut doser rigoureusement le remède et ses effets et se bien garder d'une précipitation qui pourrait être dangereuse.

L'action de ces moyens excellents doit être lente, progressive, poursuivre un but déterminé sans le dépasser; elle ne doit dans aucun cas favoriser l'hypérémie cérébrale ou augmenter la constipation et l'encombrement de l'intestin dont nous avons déjà signalé les graves inconvénients.

Les doses doivent être fractionnées et variables d'après chaque sujet.

Nous considérons, dans la majorité des cas, cette médication comme réellement utile et sans danger, lorsqu'elle est le complément du régime.

Pour la paralysie générale, peut-être plus que pour bien d'autres maladies, on doit être prudent, modéré, sobre, dans les prescriptions thérapeutiques; car la variété et le nombre des médicaments constituent des conditions défavorables et parfois nuisibles.

§ VIII. Moyens divers.

Les maladies incurables ont le triste privilége d'avoir été traitées par un grand nombre de moyens, et nous ne voulons pas rappeler tous ceux qu'on a conseillés, abandonnés, oubliés, relativement au ramollissement périphérique de l'encéphale.

Le docteur Crichton-Browne après des recherches sérieuses sur la paralysie générale progressive et son traitement, exprime l'espoir qu'un jour on pourra s'opposer aux progrès de cette maladie et même la forcer à rétrograder, surtout si on l'attaque dans ses premières périodes.

Il dit avoir obtenu de bons résultats de l'emploi de révulsifs, notamment de l'huile de croton ou de l'émétique appliqués en liniment sur le crâne préalablement rasé.

La fève de Calabar lui a été d'un grand secours dans les crises d'excitation qui accélèrent si rapidement la marche du mal.

Il accorde une grande confiance au physostigma venenosum administré à la dose d'un quart de grain à un grain, et auquel il attribue une action calmante rapide.

Le docteur Tucke, aussi confiant dans l'avenir, se trouve bien de l'emploi des bromures et du mélange de digitale et de morphine.

Le docteur Lockhart-Robertson déclare que le mercure, recommandé par Sutherland est le remède par excellence contre les paroxysmes de violence. Il dit avoir obtenu une guérison complète, au début de la paralysie générale progressive, au moyen de sédatifs et d'une série prolongée de bains au calomel.

Il n'est guère possible d'expérimenter sérieusement toutes les médications recommandées, tant elles sont nombreuses et variées; nous ne les discuterons pas; car nous voulons surtout instituer notre traitement d'après des bases rationnelles et des faits cliniques.

---

§ IX. Médication spéciale.

Depuis bien des années, les résultats inespérés et remarquables que nous avons obtenus dans certains cas de folie ambitieuse, de manie congestive et de menaces de congestions cérébrales, par l'emploie de l'arséniate de soude, nous ont donné l'idée d'administrer ce médicament aux paralytiques généraux.

Ce médicament donné sous forme de liqueur de Péarsonn à la dose progressive de dix à vingt gouttes n'a jamais donné lieu à aucun accident et il nous a semblé que l'état des malades était amélioré après un certain temps.

Avant d'instituer une série d'expériences probantes, nous avons observé attentivement quelques malades et cherché à nous expliquer le mode d'action du médicament.

L'arséniate de soude (liqueur de Péarsonn) que nous préférons à l'arséniate de potasse (liqueur de Fowler) parce qu'il est moins dangereux et plus maniable, s'assimile facilement et peut s'éliminer sous forme d'acide arsénieux resté libre, car la soude entre pour une partie notable dans la composition du sang.

L'acide arsénieux ne se suroxyde pas dans le sang, il se combine avec les alcalis et traverse le torrent circulatoire.

Si on saigne un malade, soumis à ce traitement, on trouve le médicament dans le caillot où il parait s'être combiné avec la potasse. Il retarde notablement l'altération des globules sanguins exposés au contact de l'air.

Il a été établi que sous l'influence de l'arsénic, l'excrétion normale de l'acide carbonique et de l'urée est diminuée de vingt à quarante pour cent ; il en résulte une augmentation dans la quantité de graisse produite. C'est ce qui explique en partie cette fraîcheur et cet embonpoint des jeunes gens et des jeunes filles de la Styrie qui ont l'habitude de manger de l'arsénic. Ces jeunes gens, avec un morceau d'arsénic dans la bouche, gravissent les montagnes avec la plus grande facilité.

Dans les pays d'élevage ou de commerce d'animaux, tout le monde sait que les marchands de bœufs et de chevaux produisent, au moyen de l'arsénic, un poil brillant et un embonpoint remarquable.

La médication arsénicale est à un haut degré anti-congestive, elle diminue la plasticité du sang, accroît l'appétit, relève les forces, tonifie la constitution, facilite les fonctions pulmonaires, régularise la circulation et tend ainsi à détruire les troubles consécutifs de l'innervation générale.

Ces considérations rapides nous paraissent justifier suffisamment l'emploi de ce moyen qui est, croyons-nous, appelé à rendre d'immenses services.

Nous avons été amené à compléter cette médication par l'administration journalière, au moment des repas, du phosphate de chaux ; l'idée de ce médicament nous a été suggérée par la nature même de la paralysie générale progressive et les désordres organiques ou fonctionnels qui constituent, presque tous, des caractères pathognomoniques.

La diminution du poids de l'encéphale, le ramollissement périphérique, les troubles profonds de la nutrition de l'organe, la disparition relative de certains éléments chimiques de la substance cérébrale et l'état du système osseux, constaté récemment, sont tout autant de considérations sérieuses qui nous ont engagé à expérimenter ce remède qui n'offre du reste aucun inconvénient.

CHAPITRE III.

Résultats obtenus. — Observations.

L'expérimentation que nous poursuivons depuis quelque temps et sur laquelle nous fondons des espérances, se fait dans des conditions très défavorables que nous devons tout d'abord signaler.

Dans les plus grands services d'aliénés, les paralytiques à la période prodromique sont une exception très rare, il en résulte que si on veut instituer une série d'observations, on est obligé de prendre des cas de ramollissement périphérique plus ou moin avancés.

La plupart de nos malades traités par notre médication spéciale, sont à la deuxième période de la péri-encéphalite chronique et les chances de guérison ont à peu près disparu.

Si, dans des cas semblables, on obtient quelques résultats avantageux, il nous paraît évident que la médication employée doit avoir une valeur sérieuse. Les succès obtenus doivent se mesurer aux difficultés qu'on a dû combattre.

Nous avons établi que le poids du cerveau des paralytiques diminuait considérablement, dans la proportion de douze pour cent environ. Nous avons eu souvent l'occasion de constater que le poids du corps de ces malades subissait aussi une diminution très sensible, pouvant quelquefois atteindre la proportion précédente.

Après des pesées périodiques hebdomadaires et mensuelles, Schulz et Erlenmager sont arrivés à cette conclusion, que l'augmentation du poids du corps est en raison de l'amélioration de l'affection mentale.

Albert a établi que l'augmentation du poids ne coïncidait pas avec la démence.

Nasse, expérimentant sur 500 malades, dont 78 guéris, a prouvé que, sur un quart des cas, l'augmentation de poids des guéris était de dix livres et que souvent elle s'était élevée jusqu'à 20 et 22 livres.

Sur 500 individus, dont les deux tiers déments, 12 déments à peine offrirent une légère augmentation de poids du corps ; et cette augmentation était arrivée avec une très grande lenteur.

En 1866, Lombroso constatait que la démence diminuait le poids du corps, plus que toutes les autres formes d'aliénation mentale.

Ces expériences dont nous avons eu l'occasion de constater l'exactitude, nous sont revenues en mémoire, lorsque nous avons commencé nos recherches.

Après quelques pesées de paralytiques faites à un mois de distance, nous avons presque toujours constaté une diminution de poids du corps.

Pour avoir une base solide et ne pas nous en rapporter seulement aux nuances symptômatologiques qui peuvent tromper, nous avons pesé tous nos malades en observation, avant le traitement et à une époque assez éloignée.

Le régime et les habitudes des malades sont restés absolument les mêmes qu'auparavant, et il n'y a eu d'ajouté que la médication arsénicale et phosphatée rigoureusement suivie.

Nous arrivons à la partie exclusivement clinique de notre travail et il nous suffit de constater les faits.

---

§ 1. Guérisons ou améliorations.

Les malades qui font l'objet de ce premier paragraphe sont au nombre de dix-huit dont nous résumons l'observation clinique.

Observation I. — *Idées de persécution. — Perversion des facultés affectives. — Poussées congestives. — Désordres somatiques. — Paralysie générale progressive confirmée. — Augmentation de poids. — Guérison.*

Sous l'influence d'excès de travail et de causes morales de nature triste mal définies, Monsieur C. F., âgé de 45 ans, d'un tempérament sanguin et d'une forte constitution, a eu en janvier 1877 des idées de persécution et a dû cesser son travail habituel dans les bureaux d'un ingénieur en chef.

Le caractère et les habitudes du malade se sont notablement modifiés, il a eu des illusions personnelles, (ses camarades lui en voulaient), des hallucinations de l'ouïe, (on l'insultait); des troubles de la sensibilité générale, (on mettait du poison dans ses aliments, on lui envoyait du soufre par la cheminée). Les facultés affectives sont perverties, il a pris en grippe sa femme et son frère qui font de tout pour le faire souffrir.

Il est irascible, irritable, se congestionne facilement, oublie des mots quand il écrit, sa mémoire lui fait parfois défaut et par moments il bredouille.

Après un mois environ de cet état mental qui s'aggrave visiblement tous les jours, il survient une crise d'agitation violente avec transformation délirante, quelques idées ambitieuses et troubles somatiques plus accentués.

On le saigne largement, l'agitation augmente, il devient dangereux pour lui et les siens, et on est obligé de le conduire à la hâte dans un établissement d'aliénés.

Deux jours après son entrée à l'asile la période d'agitation touchait à sa fin et nous constatons les symptômes pathognomoniques d'une paralysie générale progressive à marche rapide.

Pupille droite plus grande que la gauche, parole embarrassée, langue en proie à des fibrillations caractéristiques, tremblements vermiculaires des muscles de la face qui est irrégulièrement congestionnée, démarche peu assurée, délire mélancolique avec quelques idées ambitieuses, amnésie légère des faits récents.

Le malade pèse 65 kilos, nous lui prescrivons la liqueur de Pearsonn à la dose progressive de dix à vingt gouttes et un gramme de phosphate de chaux à prendre pendant le repas.

Les conceptions délirantes s'effacent progressivement et le malade après trois semaines de séjour à l'asile peut être occupé dans les bureaux.

Les symptômes somatiques tendent quoique plus lentement, à disparaître, la parole devient de plus en plus nette, les muscles de la face reprennent l'état normal, l'irrégularité des pupilles s'efface progressivement; enfin, après quarante jours de traitement, le malade pèse 71 kilos, n'a plus aucune conception délirante, les symptômes somatiques ont complètement disparu et il sort de l'établissement entièrement guéri.

I. Sous l'influence du traitement régulièrement suivi, ce malade a augmenté de 6 kilos, les symptômes psychiques et somatiques très accentués caractérisant la paralysie générale progressive ont complétement disparu.

II. La paralysie générale progressive dont ce malade était certainement atteint, ce qui ne nous paraît pas contestable, a-t-elle réellement été guérie, ou n'avons-nous obtenu qu'une simple rémission? Quoiqu'il existe des rémissions assez complètes pour laisser croire aux familles que les malades sont guéris, rémissions qui, d'habitude ne trompent pas les médecins aliénistes, nous n'hésitons pas à croire que notre malade est bien guéri et s'il est repris de nouveau, ce qui est possible, cette deuxième atteinte sera une rechute amenée par les causes qui ont déterminé l'explosion première du mal.

III. Dans ce cas, sa maladie suivra de nouveau ses phases naturelles au lieu de continuer sa marche interrompue, après les premières manifestations, s'il existait une simple rémission.

IV. Pour nous, dans la rechute, la maladie recommence son cours et après la rémission elle reprend là où il avait cessé.

Observation II. — *Paralysie générale progressive à forme congestive. — Marche rapide. — Traitement par l'arséniate de soude et le phosphate de chaux. — Rémission complète.*

M. F., intelligent, instruit, riche propriétaire, après un mariage d'inclination suivi d'excès vénériens, est pris d'une congestion cérébrale peu violente et de délire aigu généralisé qui cesse après deux ou trois jours sans traitement spécial.

Le caractère de ce malade change visiblement ; il devient jaloux, irritable, violent, il ne s'occupe plus de son exploitation agricole et un mois après sa première attaque, il a une nouvelle congestion.

Le délire prend un caractère ambitieux et impulsif, la parole est embarrassée, la langue et les lèvres en proie à des tremblements vermiculaires caractéristiques, les pupilles sont inégales et l'affection paralytique fait tous les jours de rapides progrès.

La famille ignorante et peu crédule ne se décide à soigner ce malade qu'après avoir perdu trois mois bien précieux.

Après l'avoir suffisamment isolé, nous lui

prescrivons l'arséniate de soude et le phosphate de chaux. Ce traitement est continué pendant quatre mois et nous avons le plaisir de constater l'effacement progressif des symptômes psychiques et somatiques déjà graves de la paralysie générale. Le poids du corps a augmenté de 5 kilos.

Les conceptions délirantes ont complétement disparu ; la mémoire un peu troublée, s'est consolidée ; les pupilles sont égales, la parole assez nette ; le malade reprend ses habitudes antérieures, s'occupe avec plaisir de ses affaires, s'intéresse à son exploitation agricole ; ses parents et ses amis entièrement remis sur compte, considèrent sa guérison comme un miracle.

Nous continuons à voir ce malade pendant deux ans et son état reste toujours le même ; depuis, nous l'avons perdu de vue et nous ne voudrions pas affirmer qu'il n'y ait eu qu'une rémission très complète devant se terminer tôt ou tard, rapidement, par la deuxième et troisième période de la paralysie générale progressive.

Ce malade était aussi bien que possible ; mais nous n'avons jamais pu voir disparaître des fibrillations des muscles de la face, augmentant visiblement sous l'influence de la plus légère excitation.

Il est resté un peu impressionnable, d'une sensibilité peut-être plus grande qu'auparavant, un peu enclin à l'enthousiasme. Ces nuances peu perceptibles nous suffisent pour ne pas affirmer une guérison qui nous paraît très douteuse.

I. Cette rémission, aussi complète que possible, comme il s'en produit rarement, ne peut, selon nous, être attribuée qu'au traitement rigoureusement suivi.

II. La forme congestive de l'affection paralytique était rapide et sans cesse menaçante, nous avons évité toute poussée congestive et fait rétrograder tous les symptômes.

III. L'augmentation du poids du corps a encore coïncidé avec l'amélioration psychique et somatique.

OBSERVATION III. — *Epilepsie depuis 18 ans. — Paralysie générale progressive depuis un an. — Marche rapide du ramollissement cérébral. — Traitement arsénical et phosphaté. — Amélio-*

ration considérable. — Augmentation de poids de 11 kilos.

G. B., cuisinier, d'un tempérament nervoso-sanguin, d'une constitution mixte, fut pris, il y a environ dix-huit ans, pendant un voyage en Chine, d'attaques d'épilepsie survenues à la suite de souffrances physiques et surtout d'une impression morale vive causée par l'incendie du navire sur lequel il se trouvait.

Pendant plusieurs années il a continué à voyager en qualité de cuisinier à bord des navires et a souffert soit dans les mers glaciales, soit ailleurs. Son affection épileptique, caractérisée par des attaques convulsives et des vertiges a fait des progrès, et son état mental a fini par se troubler visiblement. Il est devenu mélancolique, triste, affecté et au commencement de 1876 des symptômes somatiques graves compliquaient cet état psychique. Le malade est placé dans un établissement d'aliénés. La pupille droite était plus grande que la gauche ; la parole lente, difficile, embarrassée ; la langue et les muscles des lèvres offraient des fibrillations très accentuées.

Les facultés intellectuelles, affectives et morales paraissaient annihilées ; le malade était dans un état continuel de torpeur, de prostration, d'affaissement physique et moral. Le ramollissement cérébral, greffé sur une affection épileptique semblait vouloir suivre une marche rapide.

Tous ces symptômes ont subi une aggravation considérable : le 15 janvier 1877, l'affection paralytique est à la fin de la deuxième période, le malade pèse 58 kilos et il est soumis au traitement par l'arséniate de soude et le phosphate de chaux.

Le 26 février, le poids du corps est de 69 kilos, c'est-à-dire qu'en 42 jours il a augmenté de 11 kilos.

Les pupilles sont presque égales, les fibrillations des muscles de la face à peine perceptibles, la parole est assez nette, et le malade qui a conservé quelques idées ambitieuses limitées, s'exprime facilement et avec une intelligence qui nous surprend. Il nous raconte ses voyages, les causes de sa maladie, sa mémoire est beaucoup plus fidèle ; il nous fait, avec beaucoup de précision, des comptes assez compliqués sur son âge et son existence ; et nous constatons une amélioration considérable et inespérée de son état physique et mental.

I. Le régime suivi par ce malade, pendant le traitement a été absolument le même qu'avant, et il nous paraît logique d'attribuer au traitement seul le résultat obtenu.

II. Les attaques convulsives ont diminué de fréquence et d'intensité, et il est incontestable que l'affection épileptique est sensiblement améliorée.

III. Les symptômes pathognomoniques de la paralysie générale ont rétrogradé considérablement, et s'il est exagéré de croire à la guérison du ramollissement périphérique, nous avons d'excellentes raisons pour affirmer l'existence d'une rémission manifeste qui se maintient actuellement, fin avril, mais dont il n'est pas possible de préciser la durée.

Observation iv. — *Paralysie générale progressive à marche très lente. — Traitement par l'arséniate de soude et le phosphate de chaux. — Grande amélioration. — Augmentation de poids du corps de 9 kilos.*

M. G., 40 ans, chef de gare, d'un tempérament sanguin et d'une forte constitution, est conduit en janvier 1874 dans un établissement d'aliénés, et offre, dès son entrée, les symptômes caractéristiques de la paralysie générale progressive. Parole embarrassée, pupilles inégales, tremblements musculaires ; mémoire des faits récents infidèle, le malade se rappelle assez exactement les faits anciens, délire ambitieux, facultés affectives et morales affaiblies.

La maladie suit une marche lente mais progressive. Le 15 janvier 1877, le malade, dément paralytique à la deuxième période, pèse 64 kilos ; il est soumis au traitement par l'arséniate de soude et le phosphate de chaux. Le 26 février, le poids du corps et de 73 kilos, c'est-à-dire 9 kilos de plus.

Tous les symptômes somatiques se sont effacés successivement et il ne reste qu'un affaiblissement sensible des facultés intellectuelles.

I. Le traitement rigoureusement suivi, sans modifications dans le régime, a eu pour résultat, en 42 jours, une augmentation considérable du poids du corps en même temps que la disparition des symptômes somatiques.

II. La rémission constatée en février 1877 persiste à la fin d'avril.

Observation v. — *Paralysie générale à la fin de la première période. — Poussées congestives. — Excitation. — Marche rapide de l'affection. — Traitement arsénical et phosphaté. — Augmentation de poids. — Rémission.*

C., 40 ans, officier, tempérament nervoso-sanguin, bonne constitution, est atteint de paralysie générale progressive vers le mois d'octobre 1876.

Ce malade devient rapidement irritable, violent, agressif, son délire est aigu, généralisé et on est obligé, le 4 janvier 1877, de le placer dans un établissement d'aliénés. Dès son entrée, nous constatons l'inégalité des pupilles, la droite plus grande que la gauche, l'embarras de la parole, des tremblements vermiculaires, et des fibrillations caractéristiques de la langue et des lèvres. La démarche est encore assurée, le délire diffus, les idées ambitieuses peu exagérées à certains moments, mais prenant des proportions extraordinaires lorsque le malade est sous l'influence d'une hypérémie cérébrale, même limitée, ce qui arrive souvent ; tantôt il est empereur, maréchal, tantôt il veut être garde-champêtre. L'amnésie des faits récents est très manifeste, ses facultés intellectuelles sont sensiblement affaiblies, il existe une impressionnabilité exagérée et les facultés affectives paraissent conservées.

Le 15 janvier 1877, le malade pèse 55 kilos et commence son traitement par l'arséniate de soude et le phosphate de chaux.

Le 26 février, le poids du corps est de 60 kilos et a, par conséquent, augmenté de 5 kilos.

Ce malade n'a plus de poussées congestives ni de périodes d'excitation qui se produisaient très fréquemment ; sa parole est plus nette, ses pupilles sont égales, ses facultés intellectuelles mieux équilibrées et nous espérons une rémission sérieuse.

En avril, la rémission est aussi complète que possible ; le malade écrit à sa famille des lettres très sensées, sans oublier aucun mot, il n'a plus aucune manifestation délirante ; mais les muscles des lèvres sont parfois vibrantes, sans embarras notable de la parole.

OBSERVATION VI. — *Paralysie générale à la fin*

de la 2e période. — Traitement arsénical et phosphaté. — Augmentation de poids. — Grande amélioration. — Rémission relative.

B. J., 46 ans, emballeur, d'un tempérament nervoso-sanguin, d'une bonne constitution, entre dans un établissement d'aliénés le 11 janvier 1876, offrant les symptômes somatiques pathognomoniques de la paralysie générale progressive. Inégalité des pupilles, embarras de la parole, tremblements vermiculaires des lèvres et de la langue.

Quelques mois après son entrée, le malade traverse une longue période d'agitation avec poussées congestives, pendant laquelle il montre un délire ambitieux caractéristique, une amnésie notable ; et l'affection fait de rapides progrès.

Le 15 janvier 1877, il pèse 61 kilos et suit le traitement arsénical et phosphaté. Le 26 février, le poids du corps est de 66 kilos.

Nous constatons un amendement notable des symptômes somatiques qui persiste actuellement, fin avril. Les pupilles sont égales, la parole est plus nette, les mouvements fibrillaires à peine perceptibles. Sa mémoire est plus précise ; ses facultés intellectuelles sont sensiblement améliorées, il ne reste que des idées ambitieuses.

I. Cette amélioration inespérée peut être considérée comme une rémission relative.

Observation VII. — *Paralysie générale à forme congestive. — Marche rapide. — Symptômes de la dernière période. — Malpropre. — Traitement arsénical et phosphaté. — Rétrogradation. — Etat stationnaire pendant plus de deux ans.*

M. P., riche propriétaire, montre sous l'influence de causes morales vives, les prodromes de la paralysie générale en août 1874. Les pupilles sont inégales, la parole embarrassée, les membres pris de tremblements caractéristiques. Le délire ambitieux se généralise, la mémoire s'efface, l'incohérence augmente et des poussées congestives fréquentes produisent une agitation presque continue.

Le malade est placé à Lyon pendant trois mois et on constate une aggravation sérieuse qui fait craindre une terminaison rapide. Il déchire ses effets, mange et boit d'une façon désordonnée, devient malpropre, marche très difficilement et ses facultés sont profondément troublées.

En décembre il commence un traitement par l'arséniate de soude et le phosphate de chaux.

Après quatre mois, le poids du corps a augmenté de 4 kilos et nous constatons une amélioration considérable dans les symptômes somatiques et psychiques. Les pupilles sont presque égales, la parole est plus nette, il ne déchire plus, il est propre, marche bien et fait tous les jours, sans fatigue, de longues promenades, son incohérence est diminuée et il ne produit plus de poussées congestives.

I. L'état stationnaire, après la rétrogradation manifeste des symptômes les plus graves, a duré plus de deux ans et persiste actuellement.

OBSERVATION VIII. — *Paralysie générale progressive avancée. — Traitement. — Augmentation de poids. — Léger temps d'arrêt.*

S. J., 31 ans, tempérament nerveux, forte constitution, est admis dans un asile d'aliénés le 23 juillet 1875. Il marche les jambes écartées, ses pupilles sont inégales, la parole est embarrassée, il a du délire ambitieux, il est amiral, fort riche, etc.

L'affection cérébrale progresse lentement, les facultés intellectuelles s'affaiblissent et la mémoire tend à s'effacer.

Le 15 janvier 1875, le malade pèse 83 kilos et suit le traitement arsénical et phosphaté. Le 26 février 1877, le poids du corps est de 87 kilos, et a par conséquent augmenté de 4 kilos.

Les symptômes somatiques sont sensiblement améliorés, les pupilles sont égales, mais l'embarras de la parole persiste ainsi que le délire ambitieux, l'affaiblissement musculaire des membres ne paraît pas sensiblement modifié.

I. Le temps d'arrêt subi par l'affection paralytique de ce malade ne peut être considéré comme une rémission sérieuse.

Observation IX. — *Démence paralytique — période ultime. — Traitement. — Augmentation de poids. — Temps d'arrêt.*

R. E., 43 ans, opticien, tempérament bilioso-nerveux, constitution assez bonne, est placé dans un établissement spécial en août 1876 et offre, à cette époque, tous les symptômes de paralysie générale à la deuxième période, compliquée d'une rétention d'urine. Cet accident disparaît sous l'influence d'un traitement rationnel, mais le ramollissement cérébral fait de sensibles progrès.

Au commencement de janvier 1877, le malade est dans un état de démence presque complet, sa mémoire est à peu près éteinte, toutes ses facultés sont comme effacées.

Les pupilles sont inégales, la parole très embarrassée, l'affaiblissement musculaire très prononcé, la démarche difficile, il se tient courbé, mouille quelquefois son lit et arrive rapidement à la dernière période de la maladie.

Le 15 janvier 1877, il pèse 61 kilos et le 26 février, après le traitement prescrit, le poids du corps est de 65 kilos; il a donc augmenté de 4 kilos.

Nous constatons à ce moment, si non une amélioration sensible qu'il n'est plus permis d'espérer, du moins, comme un temps d'arrêt dans la marche de la maladie.

OBSERVATION X. — *Paralysie générale à forme*

congestive. — excitation. — Période avancée. — Traitement. — Rémission.

A. C., employé, 50 ans, tempérament nervoso-sanguin, bonne constitution, a eu en 1875 quelques poussées congestives qui se sont caractérisées par des bourdonnements d'oreilles, des éblouissements et des fourmillements des membres inférieurs. Ce malade, après avoir séjourné, en septembre 1876, pendant un mois, dans un hôpital, s'est agité, est devenu turbulent et on a dû le placer dans un établissement spécial au mois d'octobre suivant. A son entrée, il offrait de l'excitation maniaque, du délire diffus, avec prédominance d'idées ambitieuses, de l'amnésie partielle, limitée, principalement aux noms et aux faits récents, la parole était embarrassée, les mouvements fibrillaires des muscles de la face très accentués, la pupille droite plus grande que la gauche et il existait un défaut de coordination dans les mouvements avec affaiblissement convulsif de la myotilité.

Le 15 janvier 1877, il pèse 60 kilos, suit le traitement prescrit sans aucune modification dans le régime et le 26 février suivant le poids du corps a augmenté de 4 kilos.

A cette époque et aujourd'hui encore, la mémoire s'est rétablie, paraît intacte, les facultés intellectuelles, affectives et morales sont à l'état normal, il n'existe plus aucune conception délirante, les idées ambitieuses ont disparu, la parole est très nette ; cependant un symptôme assez grave persiste, c'est l'inégalité des pupilles qui a sensiblement diminué.

I. Nous avons quelque raison de croire que ce malade traverse une période de rémission, dont il n'est pas possible dès à présent de préciser la durée mais, qui pourra, espérons-nous, être tout au moins prolongée par le traitement régulièrement suivi.

II. Ce résultat remarquable ne peut être attribué rationnellement qu'au traitement suivi.

III. L'amélioration et les rémissions qui se produisent portent tantôt sur la disparition des symptômes somatiques, tantôt sur le rétablissement de l'état mental.

IV. Cette observation est fort intéressante et pourrait donner lieu à des recherches spéciales et à des considérations importantes.

Observation XI. — *Paralysie générale consécutive à l'Alcoolisme. — Excès vénériens. — Traitement. — Amélioration notable.*

P. J., 40 ans, tempérament nervoso-sanguin, forte constitution, entre dans un établissement d'aliénés en avril 1876 avec tous les signes d'alcoolisme chronique à forme paralytique. Ce malade s'est récemment livré à des excès vénériens qui ont précipité la marche du ramollissement périphérique ou qui indiquaient les prodromes de l'affection.

Jusqu'à la fin de l'année, il n'a été soumis à aucun traitement spécial et au commencement de janvier 1877, il était dans l'état suivant :

Pupille gauche beaucoup plus grande que la droite, embarras considérable de la parole, fibrillations caractéristiques très prononcées des muscles des lèvres et de la langue, tremblements musculaires des membres, notamment des supérieurs; démarche mal assurée, défaut de coordination dans les mouvements, il tient ses jambes écartées et ne peut suivre une ligne droite.

Affaiblissement des facultés intellectuelles,

morales et affectives ; amnésie assez prononcée, pas de délire ambitieux.

Le 15 janvier 1877, ce malade commence un traitement par l'arséniate de soude et le phosphate de chaux et pèse 86 kilos. Le 26 février il a augmenté de 4 kilos et se trouve dans un état relatif d'amélioration au point de vue surtout des symptômes somatiques ; les pupilles sont égales, les fibrillations musculaires moins prononcées ; il se rappelle l'époque de son entrée à l'asile.

En mars et avril, le traitement est continué, l'amélioration a augmenté et le malade travaille, ce qu'il avait été dans l'impossibilité de faire auparavant.

Observation XII. — *Paralysie générale progressive à la 3me période. — Traitement. — Augmentation de poids. — Simple temps d'arrêt.*

S. L., employé, 48 ans, tempérament nerveux, bonne constitution, admis dans un établissement spécial en mars 1876, présentant les symptômes suivants :

Pupilles égales mais très contractées, de la dimension d'une petite tête d'épingle ; affaiblissement considérable des facultés, caractérisant une démence complète. Tous les troubles somatiques tels que embarras de la parole, tremblements musculaires, sont relativement moins prononcés que les troubles psychiques. Il arrive souvent au malade de mouiller son lit; il n'est pas encore absolument gâteux.

Le 15 janvier 1877, ce malade dont il n'est plus permis d'espérer une amélioration sérieuse suit un traitement par l'arséniate de soude et le phosphate de chaux. En mars, il a augmenté de 2 kilos et son affection a subi un temps d'arrêt dans sa marche et même un léger amendement dans ses manifestations psychiques et somatiques.

OBSERVATION XIII. — *Paralysie générale à la fin de la 2e période. — Traitement. — Augmentation de poids. — Amélioration.*

G. P., 48 ans, entre dans un asile d'aliénés en juin 1876, atteint de paralysie générale progressive, consécutive à l'alcoolisme chronique et offrant les symptômes de la deuxième période.

Au commencement de janvier 1877, les manifestations somatiques et psychiques de la péri-encéphalite chronique sont très accentuées et l'état mental est caractérisé par une démence complète.

Ce malade pesait, le 15 janvier, 76 kilos et le 26 février, après avoir suivi régulièrement le traitement par l'arséniate de soude et le phosphate de chaux, son poids s'est élevé à 78 kilos.

Cette augmentation de deux kilos coïncide avec une amélioration légère et un temps d'arrêt dans la marche de l'affection paralytique, qui persiste à la fin d'avril.

Observation XIV. — *Excès vénériens et alcooliques. — Paralysie générale à forme congestive. — Excitation. — Traitement. — Amélioration sensible. — Légère augmentation du poids du corps.*

R. G., 53 ans, négociant, d'une forte constitution, d'un tempérament mixte, après des excès alcooliques et vénériens, entre dans un établissement spécial en octobre 1875.

Le malade est agité, en proie à un délire ambitieux généralisé, il subit des poussées congestives qui déterminent des hallucinations et entretiennent l'excitation. Pupille gauche plus grande que la droite, embarras de la parole, tremblement caratéristique de la langue, des lèvres et des muscles des membres, il est un peu voûté et marche les jambes légèrement écartées.

Les facultés affectives et morales tendent à s'effacer, les facultés intellectuelles s'affaiblissent visiblement : le malade, souvent agité, turbulent, déchirant ses effets éprouve un sentiment de grande satisfaction, il se dit très riche, très vigoureux, d'une force extraordinaire, jamais malade ; il a des plaies aux jambes et ne les sent pas : anesthésie et analgésie très prononcées.

Le 15 janvier 1877, l'affection paralytique est à la fin de la deuxième période, le malade suit le traitement arsénical et phosphaté.

En mars le poids du corps a augmenté d'un kilo et nous constatons une amélioration notable consistant surtout dans une accentuation moindre des symptômes somatiques et psychiques. Le malade est toujours calme jusqu'à la fin d'avril tandis qu'auparavant les périodes d'agitation étaient presque continues. Depuis le commencement du traitement, il ne s'est produit aucune poussée congestive.

OBSERVATION XV. — *Paralysie générale.* — *Mar-*

che rapide. — Traitement. — Augmentation de poids. — Etat stationnaire.

P. C., 30 ans, d'un tempérament sanguin, d'une forte constitution, après des excès de tout genre, change de caractère, d'habitude, devient délirant et se fait arrêter. Placé dans un établissement spécial le 17 janvier 1877, il offre les symptômes suivants:

Pupille gauche plus grande que la droite, embarras de la parole très prononcé, tremblements fibrillaires dans tous les muscles ; ce malade est pris à certains moments, soit pendant ses repas, soit après, de petites crises convulsives, sans perte de connaissance, d'une durée variable, d'un quart d'heure à une demi heure, pendant lesquelles il perd presque complétement la précision des mouvements, surtout par les membres supérieurs.

Amnésie légère des faits récents, facultés intellectuelles affaiblies, rares manifestations des facultés affectives et morales ; il est indolent, indifférent au point de vue intellectuel et moral ; son existence est végétative ; point de préoccupation sur sa situation sociale et sur sa maladie qu'il ignore complétement.

Après un mois de traitement par l'arséniate

de soude et le phosphate de chaux, le malade pèse un kilo de plus, ses crises convulsives tendent à disparaître, mais les symptômes pathognomoniques de l'affection cérébrale sont restés à peu près les mêmes. Simple état stationnaire.

OBSERVATION XVI. — *Paralysie générale avancée. — Traitement. — Amélioration sensible.*

S. J., 29 ans, marin, d'un tempérament nervoso-sanguin, d'une forte constitution, après des émotions vives et une chute sur la tête, devient impressionnable, sensible, irritable.

Quelques mois après ces premières manifestations, le malade s'agite et on le place, en août 1876, dans un établissement d'aliénés.

A cette époque, la pupille gauche est irrégulière et plus grande que la droite, la parole est notablement embarrassée, on constate des mouvements fibrillaires des muscles des lèvres et de la langue ; la mémoire est diffuse, il oublie les faits récents et se rappelle difficilement les faits anciens.

Le 15 janvier 1877, ce malade pèse 68 kilos et suit le traitement par l'arséniate de soude et le phosphate de chaux.

En mars, il a augmenté d'un kilo et nous constatons une amélioration sensible dans tous les symptômes.

En avril, l'amélioration continue, les pupilles sont régulières et égales.

Observation XVII. — *Paralysie générale à la dernière période. — Malpropre. — Traitement. — Rétrogradation de la maladie — Amélioration remarquable.*

A. J., 46 ans, d'un tempérament sanguin, d'une forte constitution, entre dans un asile d'aliénés en avril 1875, avec des idées ambitieuses, de l'embarras de la parole, des pupilles inégales et de l'amnésie des faits récents. L'affection fait de rapides progrès, le malade est malpropre, irritable, subit des poussées congestives qui précipitent la marche du ramollissement cérébral.

Le 15 janvier 1877, il suit le traitement spécial en expérimentation et pèse 72 kilos.

En mars, le poids du corps a augmenté d'un kilo, la parole est plus nette, les pupilles sont presque égales, la mémoire des faits anciens entièrement revenue, l'intelligence presque normale et il ne salit plus son lit.

Cette amélioration remarquable continue à la fin d'avril.

Observation xviii. — *Souffrances physiques et morales. — Paralysie générale à forme congestive. — Marche rapide. — Traitement.— Amélioration. — Rémission relative continuée.*

B. A., 40 ans, officier, d'un tempérament nervoso-sanguin, a subi une captivité de 11 mois en Allemagne pendant la guerre de 1871.

En décembre 1874, M. B., a les pupilles inégales, la parole saccadée, des fibrillations des muscles des lèvres, de la langue et de la face, sa démarche est à peu près normale.

Au commencement de 1875, sous l'influence des poussées congestives il survient une grande agitation, des perversions affectives et morales et des troubles profonds de la sensibilité générale.

Ce malade trouve à ses aliments un goût de soufre et croit qu'on veut l'empoisonner, au moment de ses cris d'agitation il y a un délire ambitieux très caractérisé, la mémoire est infidèle surtout pour les faits récents.

L'hypérémie cérébrale devient plus fréquente, les symptômes somatiques s'aggravent et le malade salit son lit.

En 1876, le malade se calme, les symptômes pathognomiques semblent s'arrêter sans rétrograder et il se produit une légère rémission.

Le 15 janvier 1877, le malade dont l'affection cérébrale a lentement progressé est soumis au traitement par l'arséniate de soude et le phosphate de chaux.

Après deux mois de traitement, il est très calme, prend soin de sa personne, sa tenue est correcte et tous les symptômes ont visiblement rétrogradé.

Le poids a augmenté d'un kilo et nous constatons une rémission relative que nous espérons maintenir tout au moins jusqu'à l'hiver prochain, saison fatale pour les paralytiques avancés.

---

§ 2. Etat stationnaire.

Les 5 malades dont nous résumons ici l'observation, après avoir suivi notre traitement spécial, ont conservé le même poids du corps.

L'affection cérébrale a été amendée en ce sens que nous avons obtenu un arrêt plus ou moins accentué dans la marche toujours fatale et progressive.

Observation XIX. — *Alcoolisme chronique. — Paralysie générale. — Hallucinations. — Agitation continue. — Traitement. — Egalité de poids.*

R. A., 45 ans, après des pertes d'argent et des excès alcooliques entre dans un asile d'aliénés en mars 1875 avec les symptômes de la paralysie générale progressive.

Ce malade éprouve des hallucinations de l'ouïe incessantes et passe ses journées à vociférer contre ses ennemis et ses insulteurs. La péri-encéphalite chronique est chez ce malade arrivée à la fin de la deuxième période, lorsqu'en janvier 1877 nous lui faisons suivre notre traitement spécial.

Les hallucinations persistent, mais son état général paraît un peu amélioré et cependant le poids du corps en janvier et en mars est de 65 kilos sans aucune variation dans l'intervalle.

Observation XX. — *Paralysie générale à la der-*

nière période. — Traitement. — Etat stationnaire.

B. F., 44 ans, entre dans un asile d'aliénés en août 1876 dans l'état suivant: pupilles inégales, embarras considérable de la parole, il lui est impossible de prononcer deux mots compréhensibles, tremblements très accentués de tous les muscles du corps, démarche très difficile, démence complète, il est parfois malpropre.

Le 15 janvier 1877, il pèse 69 kilos et suit le traitement spécial. En mars le poids n'a pas varié et le malade ne salit plus, tous les autres symptômes sont restés à peu près ce qu'ils étaient au commencement de l'année.

Observation XXI. — *Paralysie générale à la dernière période.— Traitement.— Egalité de poids. — Etat stationnaire.*

D. F., 49 ans, d'un tempérament nerveux, d'une assez bonne constitution est conduit dans un établissement spécial en septembre 1876 avec tous les symptômes de la paralysie générale progressive à la fin de la deuxième période.

L'affection suit un cours normal, les pupilles sont inégales, la parole très embarrassée, démarche irrégulière, défaut de coordination dans les mouvements, paralysie non continue des sphyncters, démence complète.

Le 15 janvier 1877, il pèse 62 kilos et suit le traitement spécial.

Le malade devient propre, se tient mieux, n'a pas varié de poids, mais les symptômes psychiques restent absolument les mêmes. Cet état stationnaire persiste jusqu'à la fin d'avril ; nous avons ainsi gagné plus de trois mois, et c'est là, certainement, un résultat qui a sa valeur.

OBSERAATION XXII. — *Ataxie locomotrice. — Troubles de la sensibilité générale. — Traitement. — Egalité de poids.*

S. A., 56 ans, marin, d'un tempérament nerveux, d'une forte constitution, après des excès de tout genre a été pris d'ataxie locomotrice, exclusivement limitée aux membres inférieurs.

Conduit dans un établissement spécial en août 1875, il n'éprouve aucun symptôme du côté de la vision, mais il montre un délire généralisé, diversifié, portant principalement sur des troubles de la sensibilité générale et des hallucinations internes.

Les liquides qu'il boit font grandir tout son corps et restent dans son estomac; les aliments solides le font rapetisser, il a dans la tête des voix qui répètent tout ce qu'il dit et quelquefois l'insultent.

En janvier 1877 ce malade pèse 61 kilos et suit le traitement par l'arséniate de soude et le phosphate de chaux; en mars le poids du corps n'a pas varié, la démarche est toujours difficile et désordonnée et les symptômes psychiques ne sont pas sensiblement modifiés.

OBSERVATION XXIII. — *Paralysie générale progressive à la fin de la deuxième période. — Fractures graves. — Traitement arsénical et phosphaté. — Guérison. — Amélioration sensible de l'affection cérébrale. — Egalité de poids.*

J. P., clerc de notaire, d'un tempérament bilioso-nerveux, d'une bonne constitution; après des pertes d'argent et de vifs chagrins, est pris de délire persistant qui nécessite en août 1876, son placement dans un établissement spécial.

Dès son entrée, il montre les symptômes suivants :

Inégalité pupillaire, embarras de la parole, mouvements fibrillaires des muscles de la face, tremblement musculaire généralisé, notamment dans les membres inférieurs; la démarche est vibrante et un peu convulsive, mais il n'existe pas encore de signes manifestes de parésie.

Le délire est ambitieux, mais modéré, l'amnésie des faits récents très appréciable.

Le malade est irritable, impatient, agressif.

Le ramollissement marche assez rapidement jusqu'au commencement de janvier 1877, fin de la deuxième période.

A cette époque, le malade se bat avec un de ses camarades, et reçoit un coup violent sur la main, duquel il résulte une fracture compliquée de la phalangine de l'annulaire et deux fractures comninutives avec plaies de la phalangine et de la phalange du petit doigt.

Nous appliquons un appareil simple sur ces fractures et nous soumettons le malade au traitement de la liqueur de Péarsonn et du phosphate de chaux.

Après moins de quarante jours, l'appareil est enlevé et nous constatons une consolidation complète de ces fractures sans qu'il se soit produit aucune espèce d'accident

Le malade pesait le 15 janvier 1877, 70 kilos et le 26 février son poids n'a pas varié quoiqu'il soit resté alité pendant tout ce temps.

En mars et avril, le malade est beaucoup plus calme, moins irritable et son état mental s'est sensiblement amélioré.

I. Nous nous bornons à rapporter ce fait très remarquable au point de vue surtout de l'effet produit par le traitement sur des fractures graves dont on connaît les conséquences habituelles chez les paralytiques.

---

§ III. — Résultats nuls.

Les huit observations suivantes qui terminent cette série d'expérimentations incomplètes, mais dont les premiers résultats permettent d'espérer beaucoup dans des cas bien choisis et plus avantageux, ont trait à des paralytiques arrivés à la deuxième période et chez lesquels le traitement est resté sans effet notable.

Observation XXIV. — *Démence paralytique à la 3e période. — Traitement spécial. — Résultat insensible.*

B. J., 45 ans, d'un tempérament bilioso-nerveux, d'une forte constitution, entre dans un Asile en février 1873.

Le malade a de l'embarras de la parole, quelques fibrillations des muscles de la face, de la langue et des lèvres, sa pupille gauche est plus grande que la droite.

Absence complète de délire ambitieux, affaiblissement très marqué des facultés intellectuelles, affectives et morales, perte absolue de la mémoire des faits anciens et récents.

La démence fait des progrès plus rapides que les symptômes somatiques, il est habituellement calme, dans un état de prostration susceptible de cesser sous l'influence d'une contrariété légère qui peut le rendre irritable et même violent. Le malade est parfois malpropre et en janvier 1877, alors que l'affection est à la troisième période, nous instituons le traitement spécial.

L'affection reste stationnaire pendant trois mois et le poids du corps a diminué d'un kilo.

Observation XXV. — *Démence paralytique à la troisième période. — Traitement. — Amélioration légère. — Diminution de poids.*

C. P., 33 ans, après des excès alcooliques et vénériens est atteint de paralysie générale progressive. Il est à la dernière période de l'affection en janvier 1876, époque de son admission dans un établissement spécial.

Le 15 janvier 1877, ce malade pèse 56 kilos, il a depuis quelque temps une diarrhée chronique qui persiste pendant qu'il suit le traitement par le phosphate de chaux et l'arséniate de soude.

Le 26 février, le poids du corps est de 55 kilos. Malgré cette diminution d'un kilo, nous constatons une amélioration légère dans l'état somatique. Les pupilles sont égales, l'affection cérébrale est arrivée au commencement de la troisième période, la démence est complète, la mémoire annihilée ; et dans ces conditions, il n'est guère permis d'espérer une amélioration durable.

Observation XXVI. — *Démence paralytique à la dernière période. — Marasme. — Traitement. — Léger temps d'arrêt. — Diminution de poids.*

C. S., 35 ans, est admis dans un asile d'aliénés en décembre 1876, à la fin de la deuxième période de la paralysie générale progressive.

Le malade traverse une longue période d'agitation qui précipite la marche du ramollissement cérébral et devient rapidement malpropre.

En janvier 1877, il est dans le marasme et encore agité, il suit le traitement par l'arséniate de soude et le phosphate de chaux, se calme, reprend des forces et se maintient jusqu'en avril. A cette époque il pèse 58 kilos et a diminué de 2 kilos depuis le mois de janvier.

La vie de ce malade que nous avons peut-être prolongée, n'est plus qu'une question de temps très limité.

Observation XXVII. — *Démence paralytique à la dernière période. — Traitement. — Résultat nul.*

R. A., 46 ans, tempérament bilioso-sanguin, bonne constitution, après de vifs chagrins occasionnés par la perte d'un enfant, est atteint de paralysie générale progressive.

Au commencement de janvier 1877, ce malade est à la dernière période de son affection cérébrale, démence complète, paralysie musculaire généralisée très avancée, démarche presque impossible, malpropre.

Le 26 février, ce malade pèse 71 kilos et a diminué de 2 kilos malgré le traitement régulièrement suivi. Il semble que la terminaison vient plus lentement que d'habitude. Les lésions organiques de la péri-encéphalite chronique diffuse sont, chez ce malade, si profondes, si complètes et à un degré si avancé, qu'il n'est pas permis d'espérer la moindre amélioration, quelque soit le traitement prescrit.

Observation XXVIII. — *Démence paralytique à la dernière période. — Traitement. — Résultat nul.*

F. L., est atteint depuis près de trois ans de paralysie générale progressive.

En janvier 1877, la démence est complète, le malade est malpropre et touche à sa fin.

Il suit pendant trois mois le traitement par l'arséniate de soude et le phosphate de chaux qui semble amender un embarras notable de la parole, des pupilles égales, mais très contractées, des mouvements désordonnés, un défaut d'équilibre et de coordination, de l'irrégularité dans la marche et de l'amnésie.

En 1876, il se produit des congestions successives, fréquentes, débutant par de l'agitation, du délire ambitieux, des hallucinations qui le rendent violent.

Les facultés intellectuelles s'affaiblissent rapidement, le cercle des idées se restreint de plus en plus, le délire est exclusivement ambitieux ; il est maréchal, millionnaire, etc.

Les illusions personnelles, les hallucinations, l'incohérence des paroles, des idées et des actes s'accentuent visiblement.

Les facultés affectives et morales sont annihilées, la mémoire de maintenir simplement l'état somatique et psychique. Le poids du corps a cependant diminué de 2 kilos.

Nous considérons comme un résultat avantageux d'avoir pu prolonger pendant trois mois l'existence de ce malade qui, en janvier, était dans le marasme, et nous espérons retarder encore quelque temps la terminaison fatale, attendu que depuis le mois de janvier, il y a plutôt actuellement une amélioration sensible dans l'état général qu'une aggravation menaçante.

Observation xxix. — *Paralysie générale à forme congestive. — Traitement. — Amélioration relative. — Diminution de poids.*

V. A., 47 ans, officier, forte constitution, tempérament sanguin, excès alcooliques, admis dans un établissement en octobre 1875, la mémoire des faits récents est éteinte et le malade, très irritable, dont le cerveau se congestionne souvent, marche vers la dernière période de son affection.

En janvier 1877, il pèse 67 kilos et suit un traitement par le phosphate de chaux et la liqueur de Péarsonn.

Le poids du corps a diminué de deux kilos et cependant il n'y a plus, depuis trois mois, de poussées congestives.

Le ramollissement cérébral semble s'être arrêté ; le malade est calme, tandis qu'il était presque constamment agité, et nous sommes obligé de reconnaître qu'il s'est produit dans l'ensemble des symptômes et surtout dans la marche de la maladie une amélioration relative.

Observation xxx. — *Paralysie générale à la*

3e période. — Hérédité. — Excès. — Traitement. — Léger temps d'arrêt.

R. B., 45 ans, tempérament nerveux, bonne constitution, dont le frère est mort dans un asile d'aliénés, après des excès alcooliques et vénériens, est placé dans un établissement spécial en juin 1876, offrant tous les symptômes de la paralysie générale progressive à la deuxième période.

Au commencement de janvier 1877, ce malade est dans un état d'agitation permanente; ses facultés intellectuelles sont affaiblies et profondément troublées, sa mémoire annihilée, surtout pour les faits récents. Embarras considérable de la parole, tremblements vermiculaires des muscles de la langue et de la face; pupilles égales, mais fortement contractées; il a la démarche d'un ataxique; défaut presqu'absolu de coordination dans les mouvements.

Le 15 janvier 1877, le malade pèse 69 kilos et le 26 février, après le traitement régulièrement suivi, par le phosphate de chaux et l'arséniate de soude, le poids du corps a diminué de quatre kilos.

Le traitement est continué jusqu'à la fin d'avril et nous constatons comme un temps d'arrêt dans la marche de l'affection paralytique.

Nous ne pouvons nous expliquer la diminution de poids que par l'état d'agitation continuelle du malade.

OBSERVATION XXXI. — *Marasme paralytique. — Traitement. — Résultat nul.*

G. J., 63 ans, est porté dans un établissement d'aliénés en décembre 1876. Ce malade complétement paralysé, ne peut parler, et paraît dans la démence la plus complète.

Il est malpropre depuis longtemps, et dans le marasme qui fait prévoir une fin prochaine.

Nous lui faisons prendre tous les jours de la liqueur de Péarsonn et du phosphate de chaux.

Après un mois de ce traitement le poids de son corps qui était de 69 kilos a diminué de cinq, mais l'état général paraît s'être amélioré.

A la fin d'avril, c'est-à-dire plus de trois mois après, ce malade, qui paraîssait devoir succomber peu de temps après son entrée à l'asile, vit encore.

CHAPITRE IV.

Résumé du traitement à instituer.

—

Le traitement de la paralysie générale progressive que nous resumons rapidement se compose d'indications générales ou spéciales affectant un caractère de permanence, s'appliquant à tous les cas, et de prescriptions particulières s'adaptant à certaines circonstances infiniment variables.

En thérapeutique, les indications simples, tendant vers un but déterminé, rationnel et clinique sont celles qui donnent des résultats certains, positifs.

Les deux ordres différents de manifestations du ramollissement périphérique de l'encéphale justifient les deux modes de traitement applicables simultanément et dont l'un n'est que l'adjuvant de l'autre.

Aux symptômes psychiques il paraît naturel d'opposer le traitement moral, mais les troubles somatiques dont l'importance est capitale exigent l'emploi d'un traitement physique.

L'isolement, physique, organique et moral, n'excluant pas une somme de liberté variable en rapport avec l'individu et les manifestations psychiques, constitue la base du traitement moral.

La régularité de la vie, la discipline imposées aux malades sont destinées à ramener au type normal les fonctions organiques et les conceptions délirantes.

Une surveillance intelligente, n'excitant pas les malades est le plus souvent nécessaire.

La direction morale bienveillante et sévère au besoin, exercée avec une autorité indispensable produit d'excellents effets. Mais on ne doit pas oublier que la folie, quelle que soit sa forme ne se guérit pas, comme on le croit trop, avec des raisonnements et des contradictions.

Les promenades, les lectures, les distractions, les voyages, destinés à produire une diversion aux idées délirantes, offrent parfois quelques avantages.

L'esprit a besoin d'aliment et s'il est malade, on ne doit pas lui en laisser le choix.

Le travail est un excellent moyen qui touche à la fois au physique et au moral. L'homme a besoin de dépenser d'une façon quelconque son activité physique et morale. L'attention que porte le malade à ce qu'il fait est une diversion à ses idées délirantes.

La fatigue du corps amène le repos de l'esprit.

Après avoir exposé les motifs qui, contrairement à l'opinion de quelques auteurs, nous font considérer la folie paralytique comme une affection débilitante, il est naturel que nous recommandions d'une façon toute spéciale d'excellentes conditions hygiéniques, un régime régulier et une alimentation substantielle.

Les toniques et les reconstituants complètent cet ensemble de prescriptions qui doivent être surveillées attentivement et dont il est indispensable de régler les doses plus, peut-être, que pour toute autre maladie.

Les purgatifs ne font pas partie du traitement général et doivent être administrés dans des cas déterminés soit pour combattre la constipation et faciliter les digestions, soit pour amener une congestion variable d'intensité ou de durée de la muqueuse intestinale.

Les révulsifs employés quelques fois utilement, doivent répondre à des indications précises et poursuivre un but déterminé.

Les narcotiques, les stupéfiants, les calmants, susceptibles de congestionner l'encéphale, ne sont utiles et sans danger qu'administrés à faibles doses et avec la plus grande modération.

La médication spéciale, dont les résultats ont dépassé nos espérances et qui a pour elle l'avantage d'une grande simplicité, consiste dans l'emploi journalier du phosphate de chaux donné pendant le repas à la dose d'un gramme et de la liqueur de Péarsonn (arseniate de soude) administrée à doses croissantes de dix à vingt gouttes.

La diminution de poids du corps et surtout du cerveau, les troubles de la circulation cérébrale, l'état du système osseux chez les paralytiques, etc., nous ont inspiré l'idée de ce traitement qui, nous l'espérons, est appelé à rendre de grands services.

Il semble résulter des recherches que nous poursuivons actuellement que l'urine de la plupart des paralytiques renferme un excès notable de phosphate de chaux qui diminue souvent sous l'influence du traitement.

CONCLUSIONS

Nous terminerons ce travail rapide sur le traitement de la paralysie générale par les conclusions cliniques qui se dégagent naturellement des faits constatés.

1° La péri-encéphalite chronique diffuse n'est pas absolument incurable.

2° La guérison ne nous paraît possible qu'à la condition d'appliquer le traitement à une époque très rapprochée du début de la maladie et notamment à sa première période.

3° L'emploi méthodique du phosphate de chaux et de l'arseniate de soude n'excluant pas, bien entendu, le traitement moral, le régime, les toniques, les moyens divers répondant à des indications spéciales nous a donné les résultats suivants:

4° Sur 31 malades mis en observation et

soumis à un traitement uniforme, 18 ont augmenté de poids, depuis un kilo jusqu'à 11 kilos.

L'augmentation moyenne chez ces 18 malades a été de 4 kilos.

5° Ces 18 malades, c'est-à-dire 58 pour 100 du nombre total, ont tous été améliorés à des degrés divers.

6° Nous avons obtenu une guérison.

7° Cinq sont dans un état de rémission complète caractérisée par une rétrogradation remarquable de la maladie et l'effacement aussi grand que possible des symptômes pathognomoniques.

8° Sept se trouvent dans un état de rémission relative.

9° Chez cinq, il s'est produit un temps d'arrêt que nous considérons comme une amélioration notable dans une maladie à marche essentiellement progressive.

10° Chez les 13 malades restant sur les 31 observés, l'affection était à une période plus ou moins avancée et ne pouvait laisser aucun espoir d'amélioration; cependant, cinq ont conservé leurs poids et subi un temps d'arrêt dans la marche des symptômes en même temps qu'un amendement sensible dans l'état général.

11° Chez 8 paralytiques, la plupart à la dernière période, le résultat a été à peu près nul, le poids du corps a diminué de 1 à 5 kilos.

12° Ces faits, en partie mathématiques, et que nous avons rapportés cliniquement et consciencieusement, nous paraissent de nature à permettre des espérances sérieuses.

Guérir est le but de la médecine.

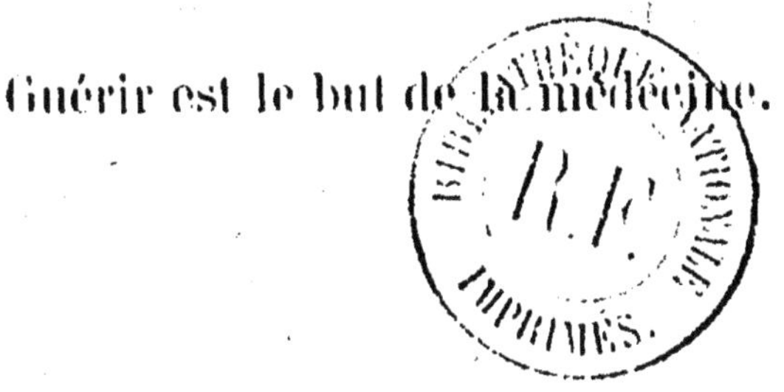

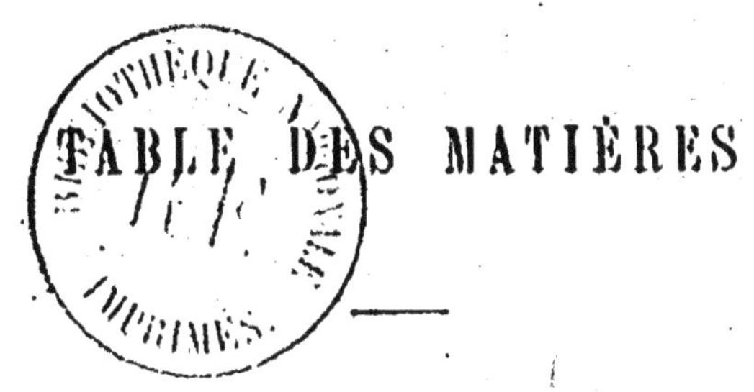

TABLE DES MATIÈRES

www.ingramcontent.com/pod-product-compliance
Ingram Content Group UK Ltd.
Pitfield, Milton Keynes, MK11 3LW, UK
UKHW021040230726
13926UKWH00004B/1570